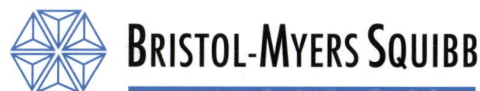

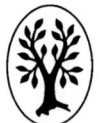

Herzinsuffizienz

Fortschritte in der Therapie

Joachim Schofer · Detlef Mathey

Geleitwort von Dieter Palm

4., überarbeitete und erweiterte Auflage
107 Abbildungen
60 Tabellen

1997
Georg Thieme Verlag
Stuttgart · New York

Prof. Dr. med.
Joachim Schofer

Prof. Dr. med.
Detlef Mathey

Innere Medizin/Kardiologie
Interventionelle Kardiologie
Othmarscher Kirchenweg 168
D-22763 Hamburg

*Die Deutsche Bibliothek –
CIP-Einheitsaufnahme*

Schofer Joachim: Herzinsuffizienz : Fortschritte in der Therapie ; 60 Tabellen/ Joachim Schofer; Detlef Mathey. Geleitw. von Dieter Palm. – 4., überarb. und erw. Aufl. – Stuttgart ; New York : Thieme, 1997

NE: Mathey, Detlef:

© 1990, 1997
Georg Thieme Verlag
Rüdigerstraße 14
D-70469 Stuttgart

Printed in Germany

Umschlaggrafik: Martina Berge, Erbach/Ernsbach
Grafiken: Barbara Gay, Stuttgart
Satz: Kittelberger, Reutlingen (System 3B2)
Druck: Grammlich, Pliezhausen
Buchbinderei: Dollinger, Metzingen

ISBN 3-13-742004-0

1 2 3 4 5 6

Wichtiger Hinweis: Wie jede Wissenschaft ist die Medizin ständigen Entwicklungen unterworfen. Forschung und klinische Erfahrung erweitern unsere Erkenntnisse, insbesondere, was Behandlung und medikamentöse Therapie anbelangt. Soweit in diesem Werk eine Dosierung oder eine Applikation erwähnt wird, darf der Leser zwar darauf vertrauen, daß Autoren, Herausgeber und Verlag große Sorgfalt darauf verwandt haben, daß diese Angabe dem **Wissensstand bei Fertigstellung des Werkes** entspricht.

Für Angaben über Dosierungsanweisungen und Applikationsformen kann vom Verlag jedoch keine Gewähr übernommen werden. **Jeder Benutzer ist angehalten,** durch sorgfältige Prüfung der Beipackzettel der verwendeten Präparate und gegebenenfalls nach Konsultation eines Spezialisten festzustellen, ob die dort gegebene Empfehlung für Dosierung oder die Beachtung von Kontraindikationen gegenüber der Angabe in diesem Buch abweicht. Eine solche Prüfung ist besonders wichtig bei selten verwendeten Präparaten oder solchen, die neu auf den Markt gebracht worden sind. **Jede Dosierung oder Applikation erfolgt auf eigene Gefahr des Benutzers.** Autoren und Verlag appellieren an jeden Benutzer, ihm etwa auffallende Ungenauigkeiten dem Verlag mitzuteilen.

Geschützte Warennamen (Warenzeichen) werden **nicht** besonders kenntlich gemacht. Aus dem Fehlen eines solchen Hinweises kann also nicht geschlossen werden, daß es sich um einen freien Warennamen handelt.

Das Werk, einschließlich aller seiner Teile, ist urheberrechtlich geschützt. Jede Verwertung außerhalb der engen Grenzen des Urheberrechtsgesetzes ist ohne Zustimmung des Verlages unzulässig und strafbar. Das gilt insbesondere für Vervielfältigungen, Übersetzungen, Mikroverfilmungen und die Einspeicherung und Verarbeitung in elektronischen Systemen.

Vorwort zur 4. Auflage

Der Kenntnisstand über die pathophysiologischen Vorgänge bei der chronischen Herzinsuffizienz hat sich in jüngerer Zeit erheblich erweitert. Es hat sich gezeigt, daß die Entwicklung vom initialen Myokardschaden bis zur terminalen Herzinsuffizienz durch ein komplexes Zusammenspiel hämodynamischer, neurohumoraler und struktureller Veränderungen charakterisiert ist. Hieraus werden sich wahrscheinlich in naher Zukunft ganz neue therapeutische Ansätze ergeben.

Auf dem Gebiet der ACE-Hemmerbehandlung der chronischen Herzinsuffizienz hat es einen weiteren wesentlichen Erkenntniszuwachs gegeben. Sehr große Mortalitätsstudien haben den Wert einer frühzeitigen ACE-Hemmertherapie nach eingetretenem Myokardinfarkt eindeutig belegt. Ferner steht die Therapie herzinsuffizienter Patienten mit β-Rezeptorenblockern kurz davor, ein allgemein anerkanntes neues Behandlungsverfahren der chronischen Herzinsuffizienz zu werden.

All diese wichtigen neuen Erkenntnisse machten es erforderlich, dieses Buch neu zu überarbeiten und wesentlich zu erweitern.

Februar 1997   Joachim Schofer · Detlef Mathey

Geleitwort zur 4. Auflage

*You may be on the right track,
but, if you just sit there,
you'll get run over.*
Mark Twain

Es war an der Zeit für eine 4. Auflage des Schofer/Mathey, dieses in seiner Konzeption herausragenden Buches (und es fällt daher nicht schwer, erneut ein Geleitwort zu schreiben). Denn die ursprüngliche Konzeption von Ursachen, Pathophysiologie und Therapie der Herzinsuffizienz befindet sich in einem Umbruch. Der von mir vor Jahren nur vermerkte *Wandel* war sicherlich zu schwach ausgedrückt angesichts einer deutlich verbesserten Prognose dieser schwerwiegenden und weitverbreiteten Erkrankung, vor allem aufgrund der mit der Einführung der ACE-Inhibitoren schlagartig verbesserten Therapiemöglichkeiten.

1. Die moderne, schon molekularbiologisch eingefärbte Fachsprache der Kardiologie bedarf für den „Normalmediziner" einer Erklärung und Interpretation. Denn was in Fachpublikationen für den Spezialisten lapidar als G-Protein, Up-and-Down-Regulation, c-fos, Apoptose und Remodeling Erwähnung findet, wird durch die beiden Autoren in die pathophysiologischen Reaktionsketten verwoben, gewertet und erklärt. Denn nur so werden komplizierte Vorgänge einsehbar, und nur dies kann die Basis einer rationalen, weil pathophysiologisch orientierten Therapie sein. Das Beispiel: Der ACE-Inhibitor ist jetzt in der Frühphase des Herzinfarktes indiziert, weil er u. a. das durch Angiotensin II initiierte Remodeling und damit die myokardiale Dilatation mit konsekutiver muskulärer Insuffizienz verhindert; und diese Therapieform wird eben nur dann breit und erfolgreich eingesetzt, wenn ihre Basis verständlich geworden ist. Dies war die ursprüngliche und erfolgreiche Intention der Autoren; und sie hat jetzt eine neue und moderne Form erhalten.

2. Im Wandel begriffen sind offensichtlich auch die Ursachen der Herzinsuffizienz. Hat noch 1971 die Framingham-Studie das dekompensierte Hypertonieherz als Hauptursache der Herzinsuffizienz ausgewiesen, so weisen zahlreiche Studien der letzten Jahre auf die koronare Herzkrankheit als Hauptursache der myokardialen Insuffizienz hin. Demnach müssen auch die Konzepte der Therapie laufend überprüft werden. Die konservative Therapie, z. B. mit Digitalisglykosiden, hätte diesen Wandel sicherlich nicht bewirkt, wohl aber eine konsequente antihypertensive Therapie mit ACE-Inhibitoren und β-Adrenozeptorantagonisten. Und zwangsläufig muß auch die Therapie in der Frühphase des Myokardinfarkts in den Vordergrund gerückt werden (s. o.).

3. Die Myokardinsuffizienz galt noch vor Jahren als eine absolute Kontraindikation für die therapeutische Anwendung von β-Adrenorezeptorantagonisten. Verfolgt man die beabsichtigte Leitlinie der Autoren „von der Pathophysiologie zur Therapie" (Myokardinsuffizienz → Steigerung der neurohumoralen Kompensationsmechanismen, sprich gesteigerter Sympathikustonus → erhöhte Wandspannung und Myozytendehnung als Auslöser für gesteigerte Proteinsynthese und damit Hypertrophie, Apoptose und Nekrose und konsekutivem Remodeling), so wird klar, daß diese übersteigerten Kompensationsvorgänge zur Dekompensation führen müssen. Und die Unterbrechung dieser Reaktionskaskade an myokardialen β-Adrenorezeptoren durch Adrenorezeptorantagonisten erklärt somit scheinbar zwangsläufig die Wirksamkeit einiger Protagonisten dieser Arzneistoffklasse (z. B. Carvedilol, Bisoprolol, Metoprolol) hinsichtlich Verbesserung kardiovaskulärer Parameter, Lebensqualität und wahrscheinlich auch des Endpunkts „Mortalität".

4. Wie aus 3. ersichtlich wird, sind demnach positiv inotrop wirkende Arzneistoffe (mit Ausnahme der Digitalisglykoside, die nach wie vor eine, wenn auch untergeordnete, Rolle in der Therapie der Insuffizienz mit Sinusrhythmus spielen), d. h. partielle β-Adrenozeptorantagonisten, Phosphodiesterasehemmstoffe u. a., wenn überhaupt nur kurzfristig wirksam, bei langfristiger Anwendung sogar schädlich, weil mortalitätssteigernd.

5. Auch die „reinen" Vasodilatatoren sind nicht (Prazosin) oder nur schwach wirksam (Hydralazin und Nitrate). Daß letztere auch in der Infarkt- oder Postinfarktbehandlung ohne Einfluß auf die Mortalität sind (im Gegensatz zu ACE-Hemmstoffen und β-Adrenorezeptorantagonisten), ist weitgehend unbekannt! Inwieweit Ergebnisse von Studien mit dem Kalziumantagonisten Amlodipin oder den Angiotensin II-Rezeptor-Antagonisten einen Silberstreif am therapeutischen Horizont darstellen, bedarf der Abklärung.

6. Dies alles sind Fakten und Ergebnisse großer kontrollierter klinischer Studien, deren Inhalt aufgrund umfangreicher und exakter Zitierungen nachprüfbar wird. Wenn es dem Buch gelingt, durch seine hervorragende Didaktik und „Klarsichtigkeit" die auf uns einströmende Datenfülle zu filtern, so wird auch der Therapeut in der täglichen Praxis die Konsequenzen für sein Handeln ziehen können.

Er ist – im Sinne Mark Twains – zum Handeln gezwungen, und zwar entsprechend den neuesten Erkenntnissen der Wissenschaft – der Schofer/Mathey kann ihm dabei helfen.

Prof. em. Dr. med. Dieter Palm
Zentrum der Pharmakologie
Klinikum der Johann-Wolfgang-Goethe-Universität
Theodor-Stern-Kai 7
D-60596 Frankfurt am Main

Inhaltsverzeichnis

Vorwort zur 4. Auflage ⋯ *V*

Geleitwort zur 4. Auflage ⋯ *VII*

Definition, Stadieneinteilung, Epidemiologie, Prognose, Therapiemöglichkeiten, Ursachen der Herzinsuffizienz ⋯ *1*
Definition und Stadieneinteilung ⋯ *2*
Epidemiologie ⋯ *3*
Prognose ⋯ *4*
Therapiemöglichkeiten bei Herzinsuffizienz ⋯ *5*
Ursachen ⋯ *6*
Koronararterienstenose ⋯ *7*
Mitralstenose ⋯ *8*
Myokarditis ⋯ *9*
Auslösende Faktoren ⋯ *13*

Pathophysiologie der chronischen Herzinsuffizienz ⋯ *15*
Katheterisierung ⋯ *16*
Gestörte Pumpfunktion – hämodynamische Veränderungen ⋯ *18*
Schlagvolumen – Füllungsdruck (Frank-Starling-Kurve) ⋯ *18*
Schlagvolumen – Gefäßwiderstand ⋯ *19*
Schlagvolumen – Vor- und Nachlast ⋯ *20*
Pathophysiologisches Konzept über die Entwicklung vom Myokardschaden bis zur terminalen Herzinsuffizienz ⋯ *21*
Kompensationsmechanismen zur Steigerung der Kontraktilität ⋯ *23*
Kompensationsmechanismen zur Reduktion der Wandspannung ⋯ *25*
Das Apoptose-Modell ⋯ *28*
Wirkverlust belastungsreduzierender Mechanismen ⋯ *30*
Aktivierung des kardialen Renin-Angiotensin-Aldosteron-Systems und Endothelin ⋯ *31*
Auswirkungen auf das Myokard ⋯ *31*
Wirkverlust positiv-inotroper Mechanismen ⋯ *32*
Neurohumorale Ebene ⋯ *33*
Störungen im kontraktilen Apparat ⋯ *35*
Renin-Angiotensin-Aldosteron-System ⋯ *37*
Mechanismen zur Aufrechterhaltung des Perfusionsdruckes ⋯ *39*
Renale Veränderungen bei fortgeschrittener Herzinsuffizienz ⋯ *41*

Medikamentöse Therapiemöglichkeiten ⋯ *43*
Stellenwert der Diuretika ⋯ *44*
Positiv-inotrope Pharmaka ⋯ *46*
Digitalis ⋯ *48*
PROMISE-Studie ⋯ *54*
Xamoterol ⋯ *58*

β-Rezeptorenblocker zur Behandlung der Herzinsuffizienz ··· 62
Metoprolol-in-Dilated-Cardiomyopathy-(MDC-)Studie ··· 65
Cardiac-Insufficiency-Bisoprolol-Studie (CIBIS) ··· 68
Carvedilol-Heart-Failure-Studie ··· 72
Vasodilatatoren ··· 81
Captopril ··· 83
Enalapril ··· 84
ACE-Hemmer – Unterschiede ··· 85
Angiotensin-II-Rezeptorantagonisten ··· 86
Kalziumantagonisten zur Behandlung der Herzinsuffizienz ··· 87

ACE-Hemmer versus Digitalis ··· 91
Captopril-Digoxin-Multicenter-Studie ··· 92
Enalapril- versus Digoxin-Studie ··· 98

Verbessern Vasodilatatoren die Prognose von symptomatischen Patienten mit Herzinsuffizienz? ··· 101
V-HEFT-I-Studie ··· 102
Einfluß von Hydralazin und ACE-Hemmern auf die neurohumorale Regulation ··· 109
CONSENSUS-I-Studie ··· 113
SOLVD-Studie – Therapiearm ··· 119
V-HEFT-II-Studie ··· 128

Protektiver Effekt von ACE-Hemmern ··· 135
Protektiver Effekt von ACE-Hemmern – Behandlung in der Frühphase nach Myokardinfarkt ··· 136
SAVE-Studie ··· 154
CONSENSUS-II-Studie ··· 165
AIRE-Studie ··· 172
TRACE-Studie ··· 174
GISSI-III-Studie ··· 175
ISIS-4-Studie ··· 178

Protektiver Effekt von ACE-Hemmern – Wirkung bei asymptomatischer linksventrikulärer Dysfunktion unterschiedlicher Ätiologie ··· 183
SOLVD-Präventionsstudie ··· 184

Praktisches Vorgehen bei der Behandlung von Patienten mit linksventrikulärer Funktionsstörung ··· 195
Arzneimittelinteraktionen mit ACE-Hemmern ··· 202

Literatur ··· 205

Sachverzeichnis ··· 213

Definition, Stadieneinteilung, Epidemiologie, Prognose, Therapiemöglichkeiten, Ursachen der Herzinsuffizienz

Definition und Stadieneinteilung

Unter einer Herzinsuffizienz versteht man eine eingeschränkte körperliche Belastbarkeit aufgrund einer nachweisbaren kardialen Funktionsstörung (WHO-Definition).

Die Einschränkung der Leistungsfähigkeit der Patienten wird gewöhnlich nach den Richtlinien der New York Heart Association (NYHA) eingeteilt in:

Stadium I

Keine Einschränkung der körperlichen Leistungsfähigkeit.

Stadium II

Leichte Einschränkung der körperlichen Belastbarkeit. Beschwerdefreiheit in Ruhe, jedoch Ermüdung, Dyspnoe oder Palpitationen bei normaler körperlicher Tätigkeit.

Stadium III

Deutliche Einschränkung der körperlichen Leistungsfähigkeit. In Ruhe noch beschwerdefrei, jedoch Ermüdung, Dyspnoe oder Palpitationen bereits bei leichterer als normaler körperlicher Arbeit.

Stadium IV

Symptome der Herzinsuffizienz bereits in Ruhe. Unfähigkeit zur geringsten körperlichen Leistung.

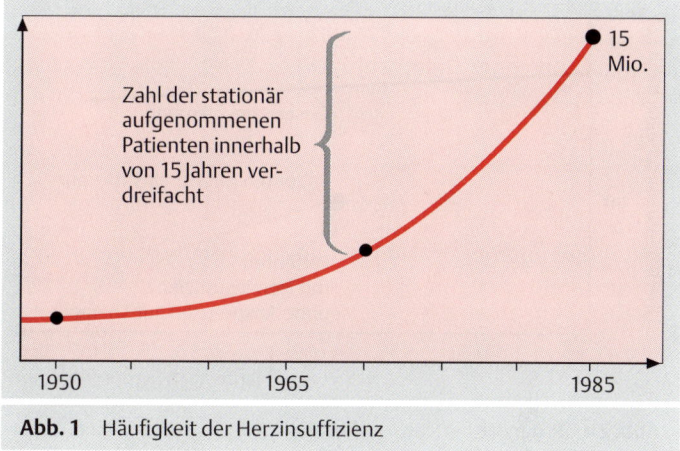

Abb. 1 Häufigkeit der Herzinsuffizienz

Epidemiologie

Die chronische Herzinsuffizienz ist eine sehr häufige kardiale Erkrankung. In den westlichen Industrieländern sind schätzungsweise 15 Mio. Menschen von Herzinsuffizienz betroffen. Die Zahl der wegen einer Herzinsuffizienz stationär aufgenommenen Patienten hat sich innerhalb von 15 Jahren (1970–1985) verdreifacht (Abb. **1**) [67]. Zum Teil ist dies auf die veränderte Altersstruktur der Bevölkerung zurückzuführen, außerdem überleben immer mehr Menschen aufgrund der besseren Therapiemöglichkeiten einen großen Herzinfarkt, als dessen Folge sich häufig eine chronische Herzinsuffizienz entwickelt.

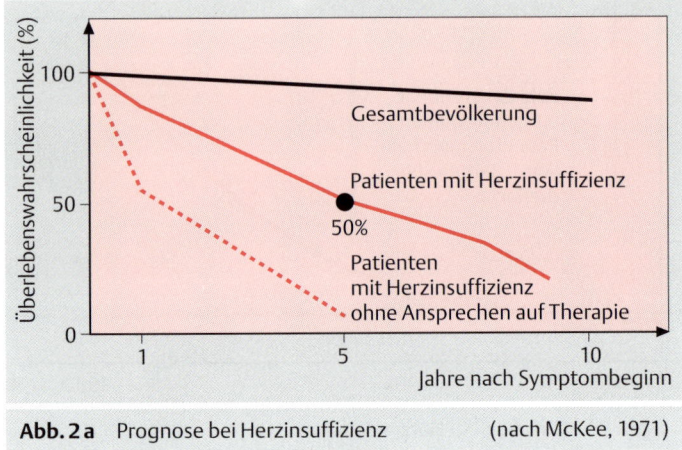

Abb. 2a Prognose bei Herzinsuffizienz (nach McKee, 1971)

Prognose

Nach Untersuchungen von McKee im Rahmen der Framingham-Studie [62] liegt die 5-Jahres-Überlebensrate von Patienten mit Herzinsuffizienz bei 50%.

Von den Patienten, die auf eine zum damaligen Zeitpunkt übliche medikamentöse Therapie mit Digitalis und Diuretika nicht ansprachen, überlebten das erste Jahr nur 50% (Abb. **2a**).

Angesichts von Häufigkeit und ungünstiger Prognose der Herzinsuffizienz wurden in den letzten Jahren erhebliche Anstrengungen unternommen, das Schicksal dieser Patienten zu verbessern.

An Patienten, die in der Zeit zwischen 1986 und 1993 zur Herztransplantation vorgesehen waren, aber unter medikamentöser Therapie wieder entlassen werden konnten, kann gezeigt werden, wie sich die Prognose herzinsuffizienter Patienten in den letzten Jahren verbessert hat [87]. Im Vergleich zum Zeitraum von 1986–1988 konnte die Jahresmortalität dieser schwerkranken Patienten im Zeitraum von 1991–1993 um 52% gesenkt werden (Abb. **2b**).

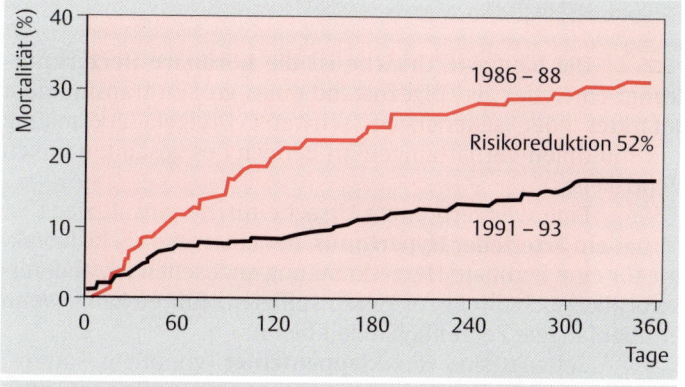

Abb. 2b Verbesserte Lebenserwartung bei Patienten mit Herzinsuffizienz (nach Stevenson et al., JACC 1995)

Therapiemöglichkeiten bei Herzinsuffizienz

1. Die zugrundeliegende Erkrankung muß behandelt werden. Hierbei ist zu berücksichtigen, daß die Grunderkrankung zum Teil vollständig korrigierbar ist.
2. Faktoren, die bei bestehender Herzinsuffizienz eine akute Verschlechterung ausgelöst haben, müssen beseitigt werden.
3. Neben allgemein roborierenden Maßnahmen kommt die medikamentöse Therapie in Frage.
4. Für Patienten, die sich im Übergang vom Stadium III nach IV oder im Stadium IV der Herzinsuffizienz (nach der New York Heart Association) befinden, ist heute neben der medikamentösen Therapie die Herztransplantation eine realistische therapeutische Alternative geworden.

Ursachen

Die häufigste Ursache ist die **koronare Herzerkrankung:** entweder als Folgezustand eines großen transmuralen Infarktes oder, seltener, bei schwerer Dreigefäßerkrankung mit multiplen Vernarbungen im Bereich des gesamten linken Ventrikels.

Eine weitverbreitete Ursache für Herzinsuffizienz ist ferner **ein arterieller Hypertonus,** der einerseits als Risikofaktor für eine koronare Herzerkrankung anzusehen ist, andererseits aber auch direkt zur Herzinsuffizienz führen kann, wenn er über längere Zeit unbehandelt bleibt.

Seltener sind **Herzklappenfehler** (vor allem Aorten-/Mitralklappenfehler) Ursache einer Herzinsuffizienz. Noch seltener kommen als Ursache primäre Erkrankungen des Herzmuskels in Betracht (Kardiomyopathien). Aus dieser Krankheitsgruppe ist vor allem die sog. dilatative Kardiomyopathie zu nennen, eine Erkrankung, die mit Funktionsstörung und Vergrößerung des linken Ventrikels einhergeht.

Kongenitale Herzerkrankungen und systemische Erkrankungen (z. B. Vaskulitiden) können ebenfalls zu einer Herzinsuffizienz führen.

Isoliert den rechten Ventrikel betreffend, kann die **pulmonale Hypertonie** Ursache einer Herzinsuffizienz sein.

Einige der hier aufgeführten Ursachen sind vollständig korrigierbar. Die folgenden Abb. **3–8** verdeutlichen dies.

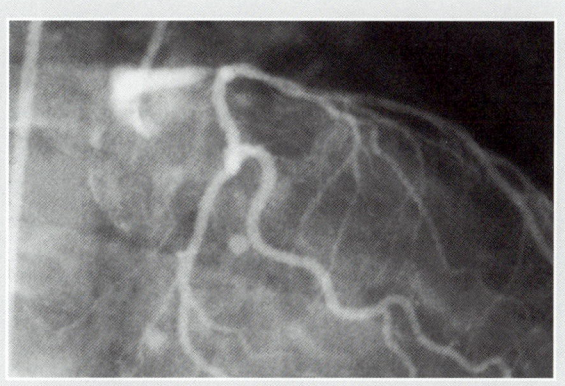
Abb. 3 Koronardiagramm

Koronararterienstenose

Patient A., der bei geringer körperlicher Belastung unter Luftnot litt: Im Belastungs-EKG fand sich bereits auf einer geringen Belastungsstufe eine deutliche ST-Streckensenkung. Die Koronarangiographie ergab eine hochgradige Hauptstammstenose der linken Kranzarterie. Vor Aufzweigung der linken Koronararterie in den Ramus interventricularis anterior (der am rechten Rand des Herzens zur Herzspitze hin verläuft) und in den Ramus circumflexus (der zur unteren Bildhälfte hin verläuft) findet sich eine hochgradige Gefäßeinengung (Abb. **3**). Unter Belastung wird durch diese Stenose der größte Teil des linksventrikulären Myokards ischämisch und stellt damit seine Funktion ein. Die Folge ist eine belastungsabhängige Lungenstauung, die die Luftnot des Patienten erklärt.

> **Die Behandlung eines Patienten mit hochgradiger Hauptstammstenose besteht in der Anlage von aortokoronaren Bypasses zur Überbrückung dieser Koronararterienstenose.**

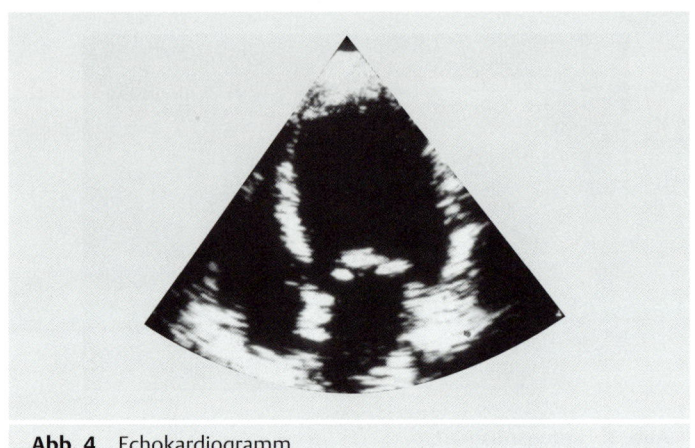

Abb. 4 Echokardiogramm

Mitralstenose

Ein anderes Beispiel für eine korrigierbare Herzinsuffizienz ist durch das zweidimensionale Echokardiogramm eines Patienten mit Mitralstenose dargestellt (Abb. 4): rechts im Bild die linke Herzkammer sowie linker Vorhof, links im Bild, getrennt vom linken Ventrikel durch die Herzscheidewand, die rechte Herzkammer, darunter der rechte Vorhof. Während die Trikuspidalklappe, zwischen rechtem Vorhof und rechtem Ventrikel gelegen, nur als sehr feine Struktur sichtbar ist, stellt sich die Mitralklappe deutlich verdickt, verkalkt und bewegungseingeschränkt dar.

> **Bei Patienten mit Mitralstenose muß die Herzinsuffizienz durch einen operativen Klappenersatz beseitigt werden oder durch eine Sprengung der Mitralklappe mit einem Ballonkatheter (Valvuloplastie).**

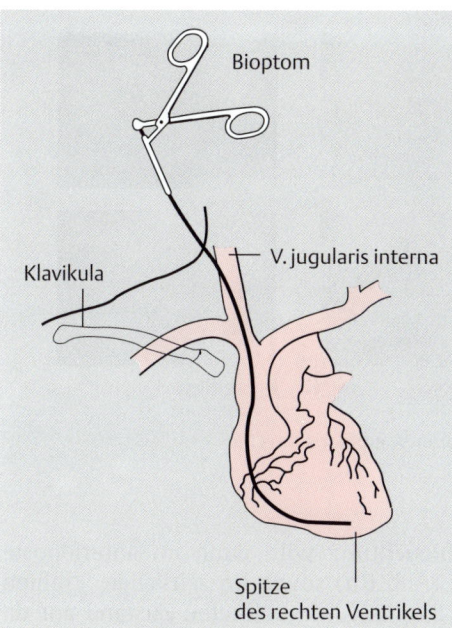

Abb. 5
Transvenöse
Endomyokardbiopsie

Myokarditis

Besteht bei einem Patienten die Herzinsuffizienzsymptomatik nicht länger als etwa 3–6 Monate, und findet sich hierfür keine der angeführten Ursachen (wie koronare Herzerkrankung, Klappenerkrankung oder Bluthochdruck), dann sollte mit Hilfe einer Endomyokardbiopsie eine Myokarditis ausgeschlossen werden.

Die Durchführung einer solchen Endomyokardbiopsie ist relativ einfach: Über die V. jugularis interna wird ein sog. Bioptom in die rechte Herzkammer eingeführt (Abb. **5**).

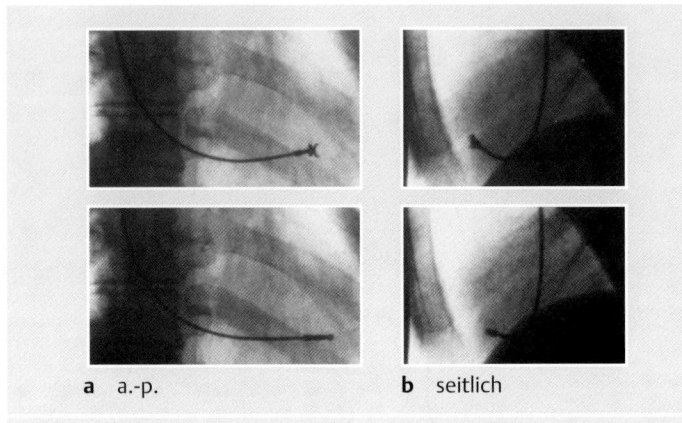

Abb. 6 RV-Biopsie über V. jugularis interna

Unter Durchleuchtung wird dann im anterioposterioren Strahlengang (Abb. 6a) sowie im seitlichen Strahlengang (Abb. 6b) das Bioptom im geöffneten Zustand auf das spitzennahe interventrikuläre Septum vorgeführt, die Zange geschlossen (untere Bildhälfte) und das Bioptom entfernt. Mit dieser Technik werden mehrere ca. 5–8 mg schwere Gewebsstücke entnommen, die dann histologisch und biochemisch untersucht werden können.

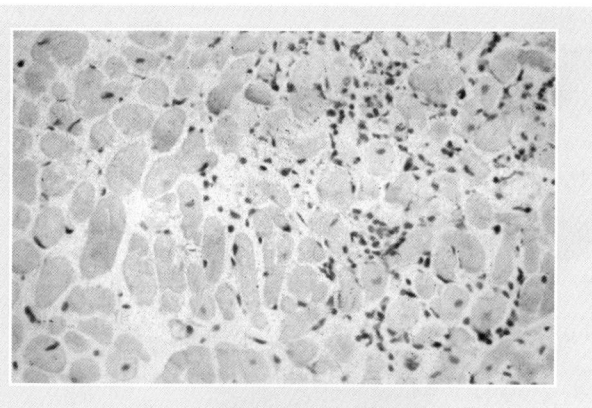
Abb. 7 Myokarditis: histologischer Schnitt

Bei einigen Patienten mit sonst ungeklärter Herzinsuffizienz findet man dann die klassischen Zeichen einer Myokarditis, wie sie auf dem histologischen Schnittbild dargestellt sind (Abb. 7). Zu erkennen sind interstitielle Zellinfiltrate, vorwiegend auf der rechten Bildhälfte, sowie Myozytolysen. Bei Kombination dieser beiden pathologischen Befunde ist eine Myokarditis gesichert.

Immunhistologische und molekularbiologische Untersuchungen des Biopsiematerials haben heutzutage die Treffsicherheit der Myokarditisdiagnostik erheblich erhöht. Sie können die Grundlage für eine differenzierte Myokarditistherapie bilden, die allerdings bis heute ihren experimentellen Charakter nicht verloren hat.

Dieser histologische Schnitt (Abb. 7) gehört zu einer Patientin, die mit einer akut aufgetretenen Herzinsuffizienz in die Klinik eingewiesen wurde.

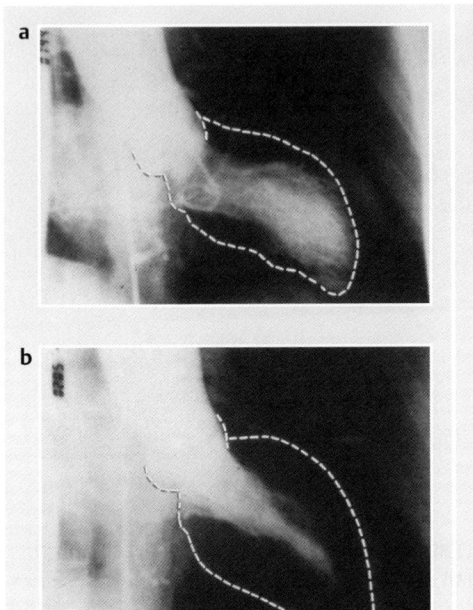

Abb. 8 Linksventrikuläres Angiogramm

Bei derselben Patientin wurde ein linksventrikuläres Angiogramm im akuten Zustand der Herzinsuffizienz durchgeführt (Abb. 8a). Mit Hilfe eines Pigtailkatheters wurde ein Kontrastmittel in die linke Herzkammer eingespritzt. Der kontrastmittelgefüllte linke Ventrikel ist in der Endsystole dargestellt, gestrichelt darüber ist die enddiastolische Kontur. Die Kontraktion des linken Ventrikels in einem großen Bereich der Vorderwand sowie der Herzspitze ist sichtbar gestört.

Nach Einleiten einer immunsuppressiven Behandlung wurde 4 Wochen später die linksventrikuläre Angiographie wiederholt (Abb. 8b). Die linke Herzkammer arbeitet jetzt wieder normal, alle Wandabschnitte des linken Ventrikels kontrahieren regelrecht.

Diese Beispiele zeigen, daß verschiedene Grunderkrankungen, die zu einer Herzinsuffizienz führen können, korrigierbar sind.

Auslösende Faktoren

Sind Grunderkrankungen als Ursachen ausgeschlossen, muß nach auslösenden Faktoren gesucht werden, die für eine kardiale Dekompensation bei bestehender Herzinsuffizienz verantwortlich sein könnten.

Hierzu zählt das – häufig durch den Patienten selbst initiierte – **Absetzen der medikamentösen Therapie.** Ferner kann durch eine **Natriumüberladung** des Körpers (etwa durch Diätfehler oder die Einnahme von Antiphlogistika, die zu einer Natriumretention führen) eine Herzinsuffizienz verschlechtert werden.

Ein weiterer wichtiger Grund für eine Dekompensation besteht in der Anwendung **negativ-inotroper Pharmaka** wie etwa dem Disopyramid oder Kalziumantagonisten vom Verapamiltyp. Darüber hinaus können **Fieber, Anämien** oder **Arrhythmien** eine kardiale Dekompensation auslösen.

Pathophysiologie der chronischen Herzinsuffizienz

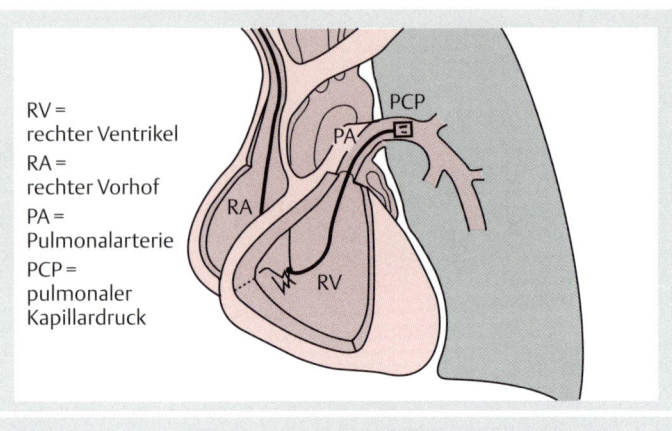

Abb. 9 Einführung eines Swan-Ganz-Katheters

Die Herzinsuffizienz ist gekennzeichnet durch eine gestörte Pumpfunktion mit herabgesetztem Herzzeitvolumen und Blutstau vor dem Herzen. Diese hämodynamischen Veränderungen lassen sich mit Hilfe eines Swan-Ganz-Thermodilutionskatheters messen: die Druckwerte im kleinen Kreislauf sowie der pulmonale Kapillardruck und das Herzzeitvolumen.

Katheterisierung

Swan-Ganz-Katheter in Position (Abb. 9): Er wurde durch die V. cava superior, den rechten Vorhof, die Trikuspidalklappe und den rechten Ventrikel über die Pulmonalklappe in die Pulmonalarterie eingeführt. Da der Katheter mit dem Blutstrom quasi in die Pulmonalarterie „schwimmt", spricht man auch von einem Einschwemmkatheter.

Bei Vorführen des Katheters in eine periphere Lungenarterie wird das Gefäß durch den entfalteten Ballon vollständig okkludiert, es kann dann der pulmonale Kapillardruck gemessen werden.

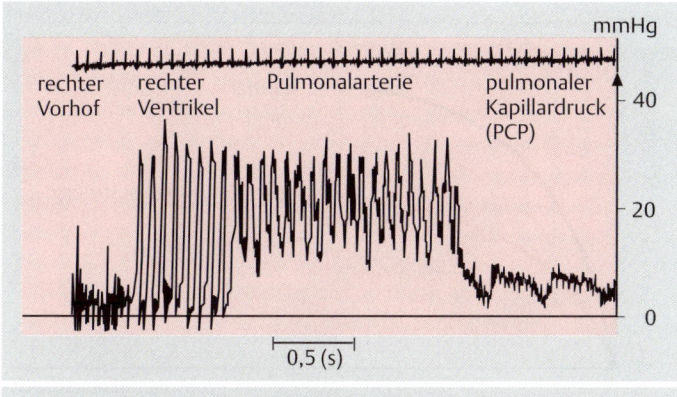

Abb. 10 Druckkurve bei Vorführen eines Swan-Ganz-Katheters durch das rechte Herz

Eine derartige Katheterplazierung gelingt ohne Durchleuchtungskontrolle unter permanenter Druckregistrierung (Abb. 10: typische Druckkurve, wie sie bei Vorführen eines Swan-Ganz-Katheters abgeleitet werden kann; am linken Bildrand der Druck im rechten Vorhof, dem sich der rechtsventrikuläre Druck anschließt. Dieser unterscheidet sich vom Pulmonalarteriendruck dadurch, daß er während der Diastole auf einen Wert um 0 mmHg abfällt).

Bei weiterem Vorführen des Katheters wird der pulmonale Kapillardruck erreicht, der unter der Bedingung, daß zwischen Lungenvenen und linkem Ventrikel kein Strömungshindernis besteht, dem linksventrikulären Füllungsdruck entspricht.

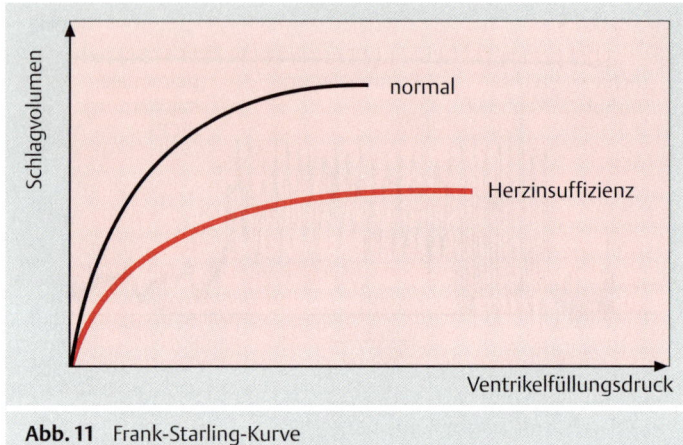

Abb. 11 Frank-Starling-Kurve

Gestörte Pumpfunktion – hämodynamische Veränderungen

Schlagvolumen – Füllungsdruck (Frank-Starling-Kurve)

Aus den mit dem Swan-Ganz-Katheter gewonnenen Daten läßt sich eine Beziehung zwischen Herzzeitvolumen oder Schlagvolumen (Schlagvolumen = Herzzeitvolumen : Herzfrequenz) und dem Füllungsdruck des linken Ventrikels bzw. dem pulmonalen Kapillardruck ermitteln, die als sogenannte Frank-Starling-Kurve bekannt ist. Diese Kurve ist bei herzinsuffizienten Patienten im Vergleich zu Herzgesunden in charakteristischer Weise verändert. Bei der Herzinsuffizienz verläuft diese Kurve flacher und ist nach unten verschoben (Abb. 11). Eine Senkung des Füllungsdruckes (Vorlast) führt bei herzinsuffizienten Patienten zu einem geringeren Abfall des Schlagvolumens als dies bei Herzgesunden der Fall ist.

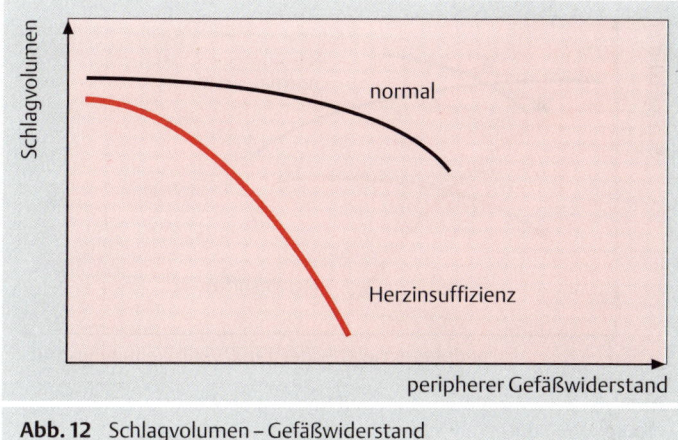

Abb. 12 Schlagvolumen – Gefäßwiderstand

Schlagvolumen – Gefäßwiderstand

Während die Beziehung zwischen Vorlast und Schlagvolumen schon lange bekannt ist, rückte das Verhältnis zwischen Schlagvolumen und dem peripheren Gefäßwiderstand erst vor wenigen Jahren in den Blickpunkt.

Ein suffizientes Herz kann über einen großen Bereich der Widerstandsänderung das Schlagvolumen konstant halten. Das insuffiziente Herz reagiert jedoch auf eine Erhöhung des peripheren Gefäßwiderstandes mit einem drastischen Abfall des Schlagvolumens. Umgekehrt hat eine Reduktion des peripheren Gefäßwiderstandes beim Herzgesunden kaum eine Änderung des Schlagvolumens, beim Herzkranken jedoch eine dramatische Erhöhung des Schlagvolumens zur Folge (Abb. 12).

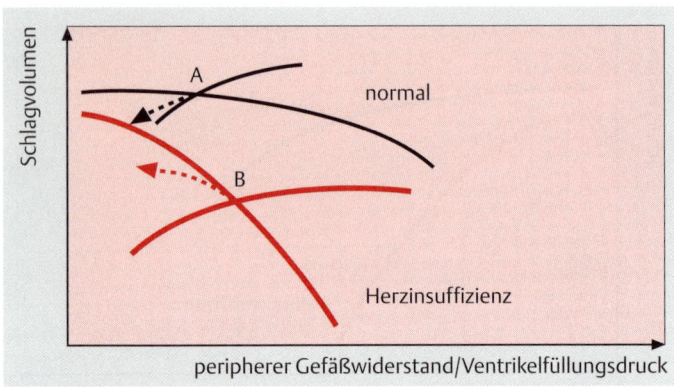

Abb. 13 Schlagvolumen – Vor- und Nachlast bei Gabe eines Vasodilatators

Schlagvolumen – Vor- und Nachlast

Eine Senkung des Füllungsdruckes führt bei Normalpersonen (A) zu einer Abnahme des Schlagvolumens, der nur eine minimale Zunahme des Schlagvolumens durch Senkung des peripheren Gefäßwiderstandes gegenübersteht; es resultiert durch gleichzeitige Vor- und Nachlastsenkung eine Abnahme des Schlagvolumens.

Bei herzinsuffizienten Patienten (B) dagegen sinkt das Schlagvolumen durch Reduktion des Füllungsdruckes nur minimal; dem steht eine deutliche Steigerung des Schlagvolumens durch Senkung des peripheren Gefäßwiderstandes gegenüber. Es resultiert aus einer gleichzeitigen Vor- und Nachlastsenkung eine deutliche Erhöhung des Schlagvolumens (Abb. **13**).

Diese unterschiedliche hämodynamische Antwort stellt die pathophysiologische Grundlage für den Einsatz von Vasodilatatoren bei Herzinsuffizienz dar [88].

Pathophysiologisches Konzept über die Entwicklung vom Myokardschaden bis zur terminalen Herzinsuffizienz

In der pathophysiologischen Betrachtungsweise der Herzinsuffizienz standen die eben beschriebenen hämodynamischen Faktoren lange Zeit im Zentrum der Überlegung. Folgerichtig führte dieser Ansatz zur allgemeinen Anwendung von Digitalis, Diuretika und Vasodilatatoren.

Heute dagegen wird die Herzinsuffizienz nicht mehr allein als eine Erkrankung des Herzens, sondern als eine Multiorganerkrankung betrachtet, die sich in einem längeren Prozeß durch ein komplexes Zusammenspiel hämodynamischer, neurohumoraler und struktureller Veränderungen entwickelt.

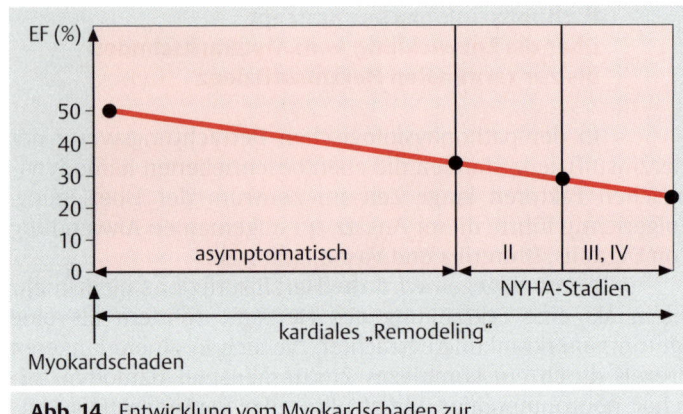

Abb. 14 Entwicklung vom Myokardschaden zur Herzinsuffizienz (Le Jentel, Circ. Suppl. 87, 1993)

Vom Schlüsselereignis der Herzinsuffizienz, dem Myokardschaden, bis zum Auftreten von Herzinsuffizienzsymptomen wird eine mehr oder weniger lange asymptomatische Phase durchlaufen, in der wichtige Adaptationsvorgänge stattfinden [59]. Die kardialen Adaptationsvorgänge werden als kardiales Remodeling bezeichnet. Diese führen zunächst zu einer sinnvollen Entlastung des Herz-Kreislauf-Systems, kehren sich aber später zu einer Belastung dieses Systems um. Im folgenden soll ein zum Teil gesichertes, zum Teil noch hypothetisches pathophysiologisches Konzept über die Entwicklung vom Myokardschaden bis zur terminalen Herzinsuffizienz vorgestellt werden. Denn die Kenntnis dieser Entwicklung ist Voraussetzung für ein sinnvolles therapeutisches Eingreifen (Abb. **14**).

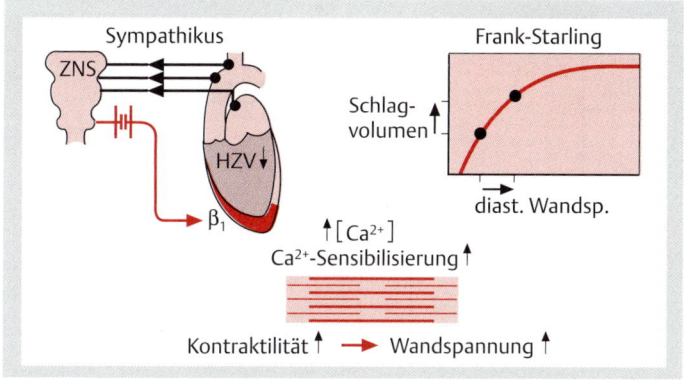

Abb. 15 Kompensationsmechanismen zur Steigerung der Kontraktilität

Kompensationsmechanismen zur Steigerung der Kontraktilität

Ist ein Myokardschaden entstanden, treten sofort Kompensationsmechanismen in Kraft, die zum Ziel haben, die Kontraktilität des Herzens zu steigern, um seine ursprüngliche Funktion wiederherzustellen. Dies geschieht auf zwei Wegen: auf einem hämodynamischen und einem neurohumoralen Weg. Der hämodynamische Mechanismus besteht in einer Erhöhung der diastolischen Wandspannung, die von einem erhöhten Schlagvolumen beantwortet wird – als Frank-Starling-Mechanismus bekannt. Der neurohumorale Weg besteht in einer Aktivierung des sympathischen Nervensystems, ausgelöst durch das herabgesetzte Herzzeitvolumen, vermittelt über den Barorezeptorenreflex. Durch die Stimulation der kardialen β-Rezeptoren steigen Herzfrequenz und Kontraktilität im gesunden Myokardabschnitt an (Abb. **15**).

Daß bereits frühzeitig nach Eintreten eines Myokardschadens, noch vor Auftreten von Herzinsuffizienzsymptomen, der Sympathikus aktiviert wird, geht aus den Daten der SOLVD-Studie hervor [37].

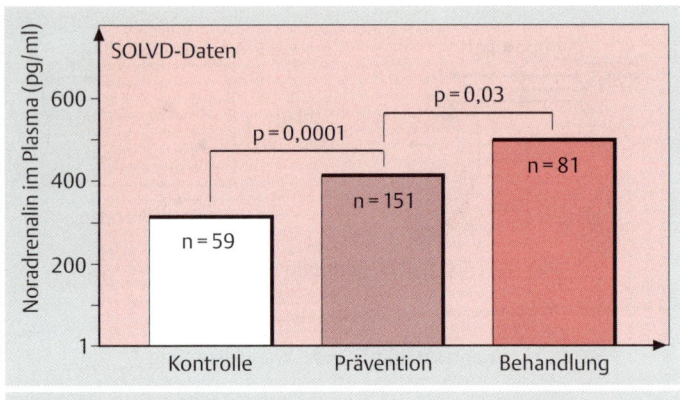

Abb. 16 Neuroendokrine Aktivierung bei Herzinsuffizienz (nach Francis et al., 1990)

Francis et al. [37] haben die neurohumorale Aktivierung von Patienten mit linksventrikulärer Dysfunktion ohne und mit Herzinsuffizienzsymptomen gegenüber einer Kontrollgruppe verglichen. In der Gruppe mit asymptomatischer linksventrikulärer Dysfunktion war die Plasma-Noradrenalin-Konzentration gegenüber der in der Kontrollgruppe signifikant erhöht.

Die Patientengruppe mit symptomatischer, behandlungsbedürftiger Herzinsuffizienz wies noch einmal signifikant höhere Werte auf (Abb. 16). Die Aktivierung des sympathischen Nervensystems nimmt somit mit dem Ausmaß der Herzinsuffizienz zu und geht offensichtlich der Entwicklung von Herzinsuffizienzsymptomen voraus.

Beide positiv-inotropen Prozesse werden über das intrazelluläre Kalzium vermittelt (s. Abb. 15), im Falle des sympathischen Nervensystems durch Steigerung der intrazellulären Kalziumkonzentration, im Falle des Frank-Starling-Mechanismus durch Erhöhung der Kalziumsensibilität der Myofilamente. Dadurch steigt die Kontraktilität an, aber um den Preis, daß auch die Wandspannung für das Herz zunimmt. Dieser Anstieg der Wandspannung induziert nun seinerseits belastungsreduzierende Mechanismen, die eine Dauerschädigung des Herzens abwenden sollen.

Kompensationsmechanismen zur Reduktion der Wandspannung

Myokardhypertrophie

Zwei Kompensationsmechanismen spielen eine Rolle: Die Myokardhypertrophie und die Sekretion kardialer natriuretischer Peptide. Die Beziehung zwischen Wanddicke und Wandspannung ist in dem Gesetz von La Place definiert, wonach eine Zunahme der Wanddicke von einer deutlichen Reduktion der Wandspannung gefolgt wird. Die Wanddicke nimmt durch Synthese myofibrillärer Proteine zu [64], wodurch die erhöhte Last für das Herz auf eine größere Anzahl von Sarkomeren verteilt werden kann. Zudem weisen die während hämodynamischer Belastung gebildeten myofibrillären Proteine die biochemischen Eigenschaften von fetalem Myokard auf, das im Vergleich zu der adulten Form bioenergetisch effizienter arbeitet (Tab. 1).

Tab. 1 Kompensationsmechanismus zur Reduktion der Wandspannung

I. Myokardhypertrophie

$$T_{(Wandspannung)} = \frac{P_{(Druck)} \cdot r_{(Radius)}}{2 \cdot h_{(Wanddicke)}}$$

Synthese myofibrillärer Proteine
- Erhöhung der Anzahl der Sarkomere
- Bildung bioenergetisch effizienter arbeitender fetaler Isoformen

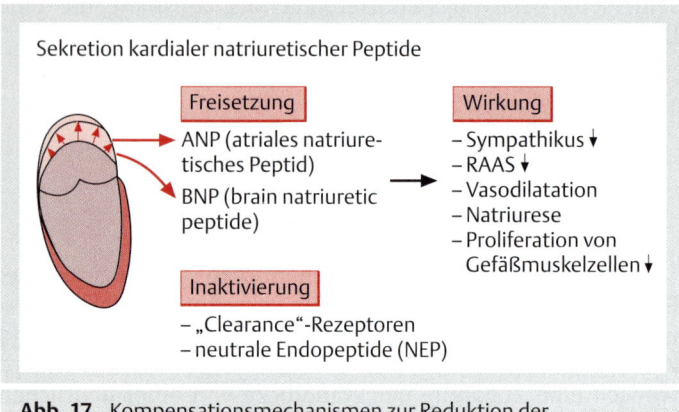

Abb. 17 Kompensationsmechanismen zur Reduktion der Wandspannung

Sekretion kardialer natriuretischer Peptide

Der zweite belastungsreduzierende Mechanismus wird durch die Vorhofdehnung ausgelöst. Durch den Dehnungsreiz werden aus den Granula der Vorhofwände kardiale natriuretische Peptide sezerniert: Das „atriale natriuretische Peptid" und das „Brain natriuretic peptide". Die wandspannungsreduzierende Wirkung dieser Peptide besteht in einer Hemmung des Sympathikotonus und des Renin-Angiotensin-Systems, in einer Vasodilatation, einer Förderung der Natriurese und einer Hemmung der Proliferation von glatten Gefäßmuskelzellen [35,54]. Inaktiviert werden diese Peptide über Clearancerezeptoren und enzymatisch über die neutrale Endopeptidase. Erste Untersuchungen mit einem Endopeptidasehemmstoff haben bei Patienten mit Herzinsuffizienz positive hämodynamische und auch neurohumorale Veränderungen gezeigt (Abb. 17).

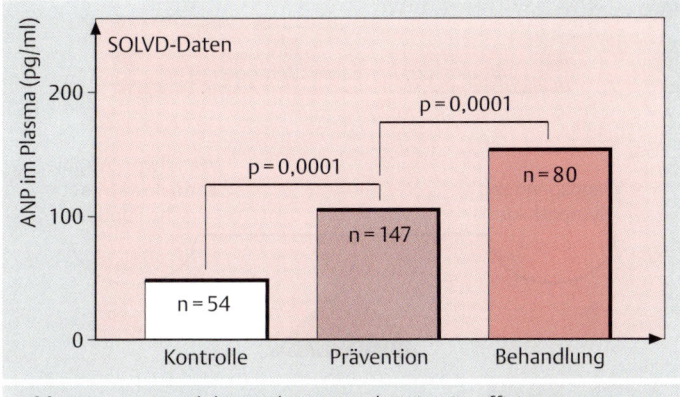

Abb. 18 Neuroendokrine Aktivierung bei Herzinsuffizienz (nach Francis et al., 1990)

Ähnlich wie das Noradrenalin ist auch das atriale natriuretische Peptid frühzeitig nach Eintreten eines Myokardschadens, noch vor Auftreten von Herzinsuffizienzsymptomen, erhöht, wie ebenfalls aus den Daten der SOLVD-Studie hervorgeht [37].

ANP ist gegenüber Gesunden bereits bei asymptomatischer linksventrikulärer Dysfunktion signifikant erhöht und weist bei symptomatischen Patienten eine weitere signifikante Steigerung auf (Abb. **18**).

Es stellt sich ein neues hämodynamisches und neurohumorales Gleichgewicht ein, das die Herzfunktion mit minimalem Energieaufwand wieder dem Zustand annähert, der vor Auftreten des Myokardschadens vorgelegen hat (Abb. **19**).

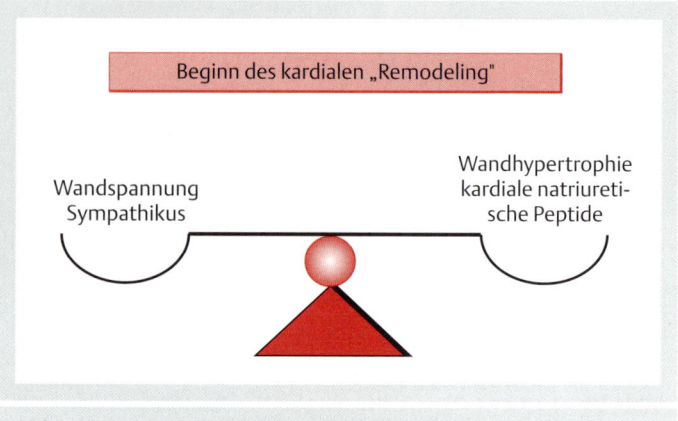

Abb. 19 Neues hämodynamisches und humorales Gleichgewicht

Das Apoptose-Modell

Der vermehrte hämodynamische und neurohumorale Streß regt die Herzmuskelzellen zur vermehrten Proteinsynthese an. In dieser Phase der vermehrten Proteinsynthese werden bevorzugt sogenannte fetale Proteine exprimiert, wie sie bei der embryonalen Entwicklung des Herzens vorkommen. Im Gegensatz zu den Verhältnissen bei der embryonalen Entwicklung, die durch Proliferation der Myozyten gekennzeichnet ist, ist der Prozeß der Zellteilung bei adulten ausdifferenzierten Herzmuskelzellen nicht oder kaum mehr möglich. Da die Akkumulation fetaler Proteine im Myozyten deshalb nicht in eine Zellteilung mündet, kommt es zu einer Art unnatürlicher Wachstumsantwort der Einzelzelle, zur Hypertrophie mit einem fetalen Genexpressionsmuster. Der exakte Mechanismus, weshalb diese Hypertrophie nach einem Stadium der erfolgreichen Kompensation zu einer progressiven Verschlechterung der Herzfunktion führt, ist letztlich nicht geklärt. Sicher ist, daß es im Verlauf der Erkrankung zum Verlust von Myozyten kommt, was zum Teil auf eine sogenannte Apoptose zurückzuführen sein dürfte. Im Gegensatz zur Nekrose, einem passiven Zelltod aufgrund von äußeren Einwirkungen, handelt es sich bei der Apoptose um

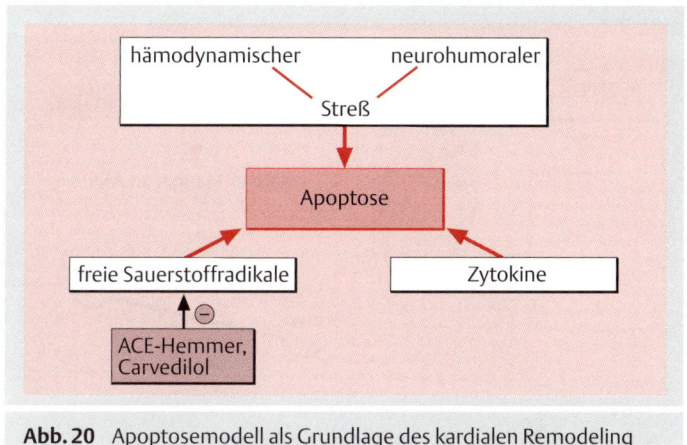

Abb. 20 Apoptosemodell als Grundlage des kardialen Remodeling

einen aktiven, energieverbrauchenden Vorgang, der deshalb auch als programmierter Zelltod bezeichnet wird. An der Apoptose sind freie Sauerstoffradikale und Zytokine wie z. B. der Tumornekrosefaktor beteiligt, deren Produktion im geschädigten Myokard erhöht ist. Der zunehmende Verlust von Herzmuskelzellen durch Apoptose könnte zu der progressiven Verschlechterung der Herzfunktion bei der Herzinsuffizienz beitragen. Der überzeugende Effekt von ACE-Inhibitoren auf die Verlangsamung der Progression der Herzinsuffizienz könnte auch auf einer Beeinflussung von apoptosefördernden Mechanismen beruhen. Es konnte unter anderem gezeigt werden, daß ACE-Inhibitoren die pathologische Expression von fetalen Genmustern bei Überlastungszuständen des Myokards verhindern können. ACE-Hemmer haben darüber hinaus durch die Erhöhung des Bradykininspiegels im Gewebe die Eigenschaft, die Bildung von freien Sauerstoffradikalen zu hemmen. Carvedilol, ein β- und α-Rezeptorenblocker, hat im Gegensatz zu anderen adrenergen Blockern eine antioxidative Wirkung, die ebenfalls die Bildung freier Sauerstoffradikale blockiert. Von diesem Rezeptorenblocker ist kürzlich eine deutliche Reduktion der Mortalität herzinsuffizienter Patienten berichtet worden (s. Abb. **20**).

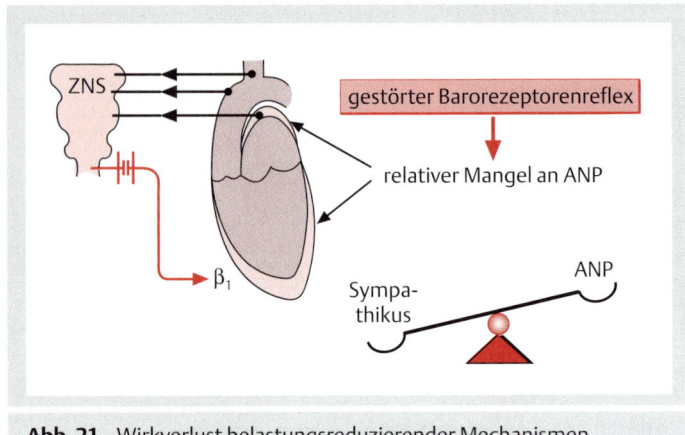

Abb. 21 Wirkverlust belastungsreduzierender Mechanismen

Wirkverlust belastungsreduzierender Mechanismen

Der Beginn des kardialen Remodeling ist durch den Wirkverlust der belastungsreduzierenden Faktoren gekennzeichnet. Eingeleitet wird dieser Wirkverlust durch eine Störung des Barorezeptorenreflexes [29, 46]. Der Grund hierfür ist bis heute nicht ganz geklärt; man beobachtet aber bei einer dauerhaften Dehnung der Vorhofwand strukturelle Veränderungen der Barorezeptoren. Folge des gestörten Reflexes ist eine unzureichende Hemmung der sympathischen Aktivität. Dem erhöhten Sympathikotonus steht ein relativer Mangel an atrialem natriuretischem Peptid gegenüber, das jetzt kompensatorisch nicht nur in der Vorhofwand, sondern auch in der Ventrikelwand synthetisiert wird. Aber diese Mehrsynthese reicht nicht aus, um den Sympathikus vollständig zu antagonisieren. Die Wandspannung steigt damit weiter an (Abb. **21**).

Aktivierung des kardialen Renin-Angiotensin-Aldosteron-Systems und Endothelin

Parallel hierzu beobachtet man auf kardialer Ebene eine Stimulation des Renin-Angiotensin-Aldosteron-Systems bzw. eine vermehrte lokale Bildung von Angiotensin II und von Endothelin. Beide Substanzen steigern zwar die Kontraktilität, fördern aber gleichzeitig die Vasokonstriktion, hemmen die Natriurese und stimulieren das Wachstum von Myozyten und Kollagen, letzteres durch Stimulation der Fibroblasten [8,22]. Der Einfluß dieser trophischen Faktoren hat Auswirkungen auf das vorher nicht betroffene gesunde Myokard (Tab. 2).

Tab. 2 Aktivierung des kardialen RAAS und Endothelin

→ Kontraktilität ↑
→ Vasokonstriktion
→ Natriurese ↓
→ Wachstum von Myozyten und Kollagen ↑

Auswirkungen auf das Myokard

Man beobachtet ein disproportionales Wachstum der myokardialen Kollagenmatrix mit Fibrosierung der Ventrikelwand, die zunächst zu einer diastolischen, später zu einer systolischen Funktionsstörung des vorher nicht betroffenen Myokards führt. Darüber hinaus werden Einzelzellnekrosen (Apoptosen) beobachtet. Folge dieser Veränderungen ist eine ventrikuläre Dilatation. Durch einen weiteren Anstieg der Wandspannung wird das Herz zur Aufrechterhaltung seiner Funktion nun nahezu ausschließlich von der Aktivität des sympathischen Nervensystems abhängig. Der Frank-Starling-Mechanismus verliert aufgrund der flach verlaufenden Ventrikelfunktionskurve seine Wirkung. Damit sind die Weichen gestellt für den Übergang von der asymptomatischen linksventrikulären Dysfunktion hin zur symptomatischen Herzinsuffizienz.

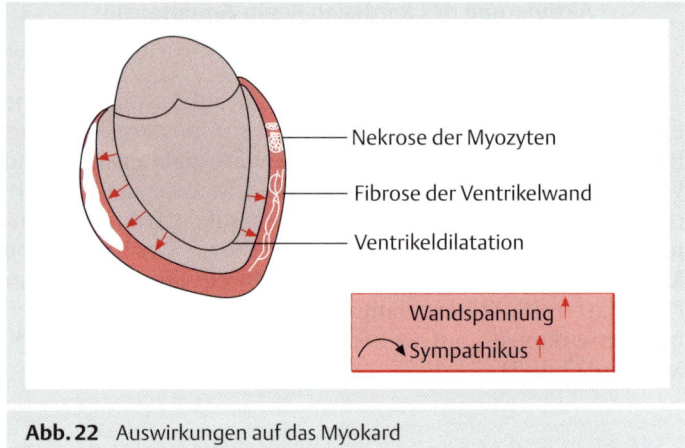

Abb. 22 Auswirkungen auf das Myokard

Der Sprung, der in dieser Entwicklung stattfindet, wird durch einen Wirkverlust der positiv-inotropen Mechanismen hervorgerufen (Abb. 22).

Wirkverlust positiv-inotroper Mechanismen

Dieser Wirkverlust positiv-inotroper Mechanismen ist sowohl auf neurohumoraler Ebene als auch auf der Ebene des kontraktilen Apparates zu beobachten.

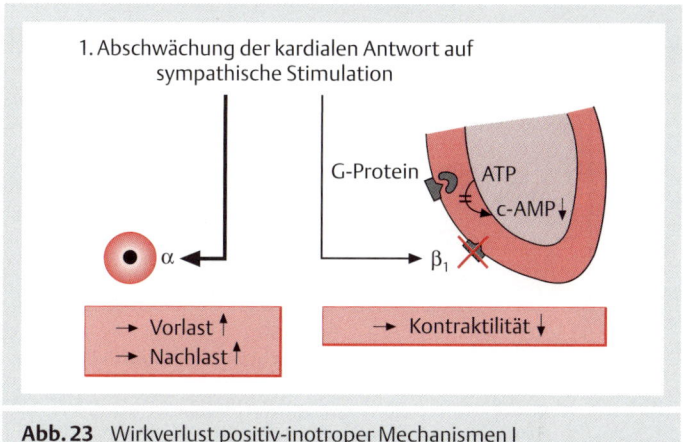

Abb. 23 Wirkverlust positiv-inotroper Mechanismen I

Neurohumorale Ebene

Auf neurohumoraler Ebene führt eine dauerhafte Stimulation des sympathischen Nervensystems zu einer Abschwächung der kardialen Antwort auf sympathische Stimuli. Diese Abschwächung kommt durch eine „Down-Regulation" der β-Rezeptoren sowie durch eine Entkopplung des Rezeptors von seinem Effektorsystem, der Adenylzyklase, zustande, die für die Umwandlung von ATP in zyklisches AMP verantwortlich ist [7]. Diese Entkopplung wird durch eine Änderung des guaninnukleotidbindenden Proteins (G-Protein) hervorgerufen, das bei Herzinsuffizienz vermehrt in seiner inhibitorischen und weniger in seiner stimulierenden Form vorliegt [48, 65]. Der abgeschwächten kardialen Antwort steht eine vermehrte Reaktionsfähigkeit des Gefäßsystems auf adrenerge Stimuli gegenüber, so daß Vor- und Nachlast für das Herz weiter ansteigen (Abb. **23**).

> Dieselben endogenen Mechanismen also, die das gesunde Herz durch Steigerung des inotropen Zustandes günstig beeinflussen, wirken sich auf das insuffiziente Herz ungünstig aus, indem sie die Wandspannung weiter erhöhen.

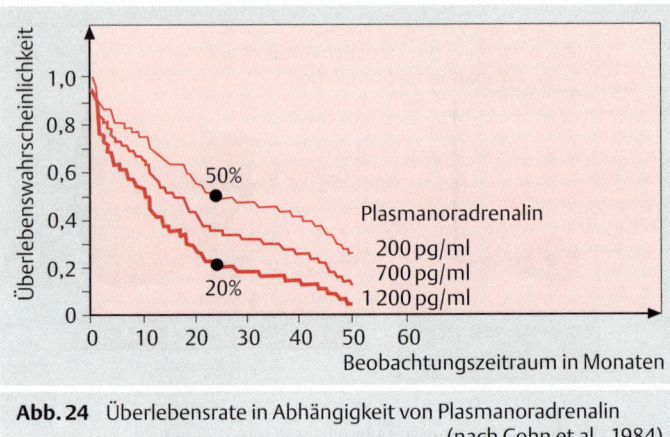

Abb. 24 Überlebensrate in Abhängigkeit von Plasmanoradrenalin (nach Cohn et al., 1984)

Eine dauerhafte sympathische Stimulation wirkt sich auf die Prognose der Patienten mit Herzinsuffizienz negativ aus.

Nach Untersuchungen von Cohn et al. [21] beträgt die Überlebensrate von Patienten mit Herzinsuffizienz und normaler Plasmanoradrenalinkonzentration nach 2 Jahren 50%, bei Noradrenalinwerten über 1200 pg/ml jedoch nur 20%. Dabei unterschieden sich die drei Gruppen hinsichtlich ihrer hämodynamischen Parameter wie Herzzeitvolumen, pulmonaler Kapillardruck usw. nicht. Einziges Unterscheidungskriterium war die Plasmanoradrenalinkonzentration (Abb. **24**).

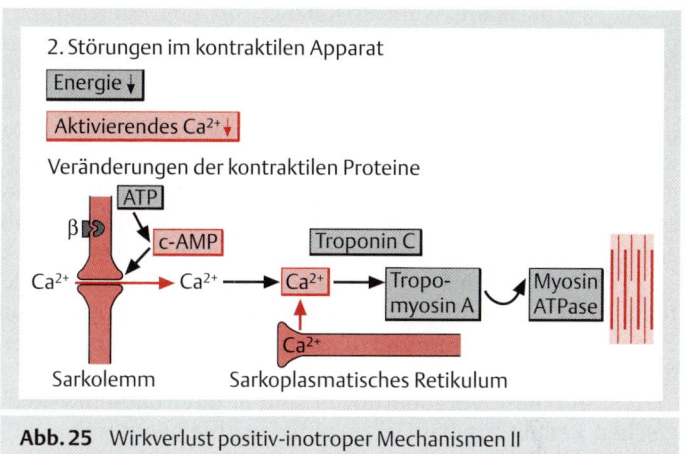

Abb. 25 Wirkverlust positiv-inotroper Mechanismen II

Störungen im kontraktilen Apparat

Auch auf der Ebene des kontraktilen Apparates kann man in dieser Phase der Herzinsuffizienz Veränderungen beobachten. Der normale Kontraktionsprozeß wird durch die Depolarisation der Sarkolemm der Muskelzelle eingeleitet, wodurch Kalzium in die Zelle eindringt. Dieser Kalziumeinstrom wird durch zyklisches AMP gefördert. Das eingetretene Kalzium triggert die Freisetzung von Kalzium aus dem sarkoplasmatischen Retikulum. Kalzium bindet sich an Troponin C, dadurch tritt eine Konformationsänderung von Tropomyosin ein, hierdurch wird die Myosin-ATPase aktiviert, wodurch die Querbrückenbildung zwischen Actin und Myosin zustande kommt.

Der Kontraktionsprozeß scheint bei Herzinsuffizienz auf drei verschiedenen Ebenen gestört zu sein (Abb. 25). Einmal steht weniger Energie für den Kontraktionsprozeß zur Verfügung. Für Patienten mit primär dilatativer Kardiomyopathie wurde gezeigt, daß der mitochondriale ADP/ATP-Carrier in seiner Aktivität reduziert ist [82].

Ferner steht weniger Kalzium für den Kontraktionsprozeß zur Verfügung. Grund hierfür ist eine Reduktion in der Kalzium-ATPase-Aktivität des sarkoplasmatischen Retikulums. Hierdurch sind sowohl die Kalziumaufnahme als auch die Kalziumfreisetzung während des Kontraktions- bzw. Relaxationsprozesses gestört [25,44]. Zum anderen wird aufgrund der Desensibilisierung des adrenergen β-Rezeptorsystems weniger zyklisches AMP gebildet, das für die Kalziumaufnahme über die Sarkolemm verantwortlich ist.

Darüber hinaus werden Veränderungen der kontraktilen Proteine beobachtet, es finden sich Isoformen von Troponin, Tropomyosin und der Myosin-ATPase mit der Folge, daß die Kalziumsensibilität der Myofilamente abnimmt.

All diese Veränderungen sind in ihrer pathophysiologischen Bedeutung bei Herzinsuffizienz bis heute nicht vollständig aufgeklärt, sie können aber für zukünftige therapeutische Ansätze von großer Bedeutung sein.

> **Mit dem Verlust der positiv-inotropen Mechanismen tritt eine Verschiebung der Kreislaufprioritäten bei Herzinsuffizienz ein. Während die endogenen Mechanismen zuvor darauf gerichtet waren, die Herzfunktion zu unterstützen, sind sie in der symptomatischen Phase der Herzinsuffizienz darauf gerichtet, einen ausreichenden Perfusionsdruck für die vital wichtigen Organe aufrechtzuerhalten. Dies geschieht durch Vasokonstriktion und Natriumretention, hervorgerufen durch die Aktivierung des sympathischen Nervensystems und – im Unterschied zur asymptomatischen Phase – nicht mehr nur des lokalen, sondern des systemischen Renin-Angiotensin-Systems.**

Renin-Angiotensin-Aldosteron-System

Inzwischen sind über das Renin-Angiotensin-Aldosteron-System neue Erkenntnisse gewonnen worden. Renin wird unter anderem aus dem juxtaglomerulären Apparat der Niere freigesetzt, wobei die wesentlichen Stimuli für seine Freisetzung folgende sind:

- eine Druckänderung in den Gefäßen,
- eine sympathische Stimulation, vermittelt über β-Rezeptoren,
- die Natriumkonzentration im distalen Tubulus.

Das in der Leber, aber auch in der Niere und den Gefäßendothelzellen gebildete Angiotensinogen wird durch Renin in Angiotensin I umgewandelt. Dieses wird dann durch das sogenannte Angiotensinkonversionsenzym (ACE), das ebenfalls in verschiedenen Organen nachgewiesen werden kann, in Angiotensin II überführt. Das Konversionsenzym ist relativ substratunspezifisch und auch für den Abbau von Bradykinin in inaktive Substanzen verantwortlich. Eine Hemmung des Konversionsenzymes führt demnach nicht nur zu einer Reduktion der Angiotensin-II-, sondern auch zu einer Erhöhung der Bradykininkonzentration.

Seit kürzerer Zeit ist bekannt, daß Angiotensin II sowohl aus Angiotensinogen als auch aus Angiotensin I noch über einen anderen Weg als den des Konversionsenzymes gebildet werden kann: durch Chymase, Cathepsin G und chymostatinsensitives Angiotensin-II-generierendes Enzym (CAGE). Unter einer ACE-Hemmertherapie kann über diesen Weg trotz ausreichender Blockade des Konversionsenzymes Angiotensin II entstehen. Welche klinische Bedeutung diesem Weg zukommt, ist bis heute nicht geklärt.

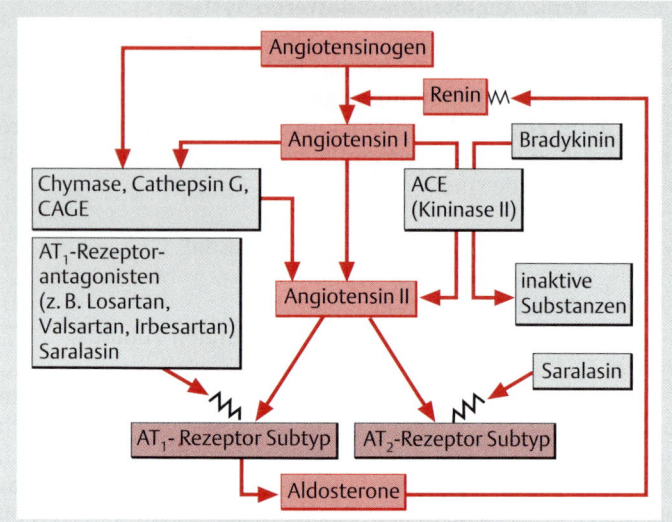

Abb. 26 Schematische Darstellung des Renin-Angiotensin-Aldosteron-Systems

Angiotensin II entfaltet seine unten beschriebene Wirkung über AT_1-Rezeptoren, die Bedeutung der AT_2-Rezeptoren ist bis heute unklar. Ein unspezifischer Angiotensin-II-Rezeptorantagonist ist Saralasin, ein spezifischer AT_1-Rezeptorantagonist sind Losartan, Valsartan und Irbesartan. Über den AT_1-Rezeptor wird Aldosteron freigesetzt, das wiederum über eine negative Rückkoppelung die Reninfreisetzung hemmt (Abb. **26**).

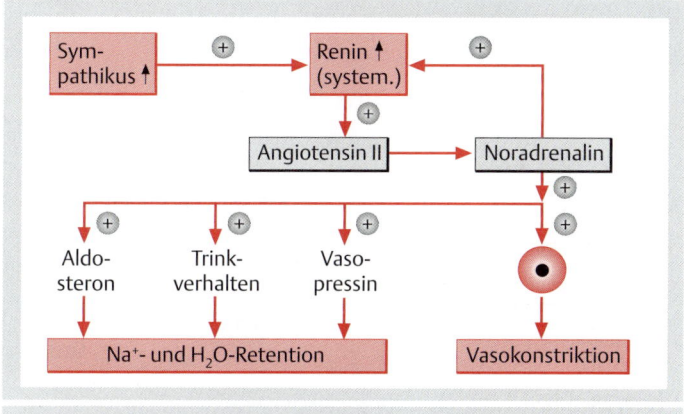

Abb. 27 Mechanismen zur Aufrechterhaltung des Perfusionsdruckes

Mechanismen zur Aufrechterhaltung des Perfusionsdruckes

Angiotensin II hat neben der Aldosteronfreisetzung noch vielfältige andere Wirkungen. Es stimuliert die Vasopressinsekretion und fördert das Trinkverhalten, wodurch Natrium und Wasser retiniert werden und auf indirektem Wege der Gefäßwiderstand erhöht wird. Ferner ist Angiotensin II ein starker Vasokonstriktor. Die vasokonstriktorische Wirkung wird dadurch weiter unterstützt, daß Angiotensin II Noradrenalin freisetzt. Das Noradrenalin wiederum schlägt die Brücke zum Renin-Angiotensin-System, da, über β-Rezeptoren vermittelt, Noradrenalin Renin freisetzen kann. Es besteht demnach eine enge Verzahnung zwischen Sympathikus und Renin-Angiotensin-System, die in dieser Phase der Herzinsuffizienz zu einem gegenseitigen Aufschaukeln beider Systeme führt (Abb. **27**).

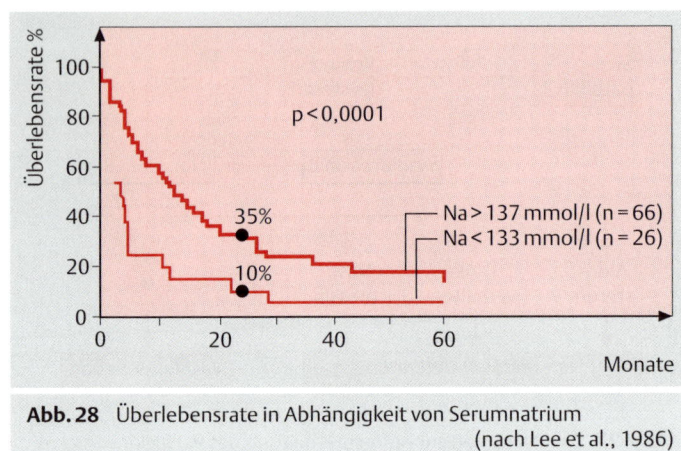

Abb. 28 Überlebensrate in Abhängigkeit von Serumnatrium (nach Lee et al., 1986)

Die sich entwickelnde Hyponatriämie, ein Maß für die Stimulation des Renin-Angiotensin-Systems, ist ein Indikator für die Prognose der Patienten mit Herzinsuffizienz, wie Untersuchungen von Lee und Packer zeigen konnten [58]. Patienten mit normalem Serumnatrium wiesen eine 2-Jahres-Überlebensrate von 35% auf, Patienten mit Hyponatriämie eine 2-Jahres-Überlebensrate von nur 10%. Auch in dieser Untersuchung unterschieden sich beide Gruppen hinsichtlich der hämodynamischen Veränderungen nicht (Abb. **28**).

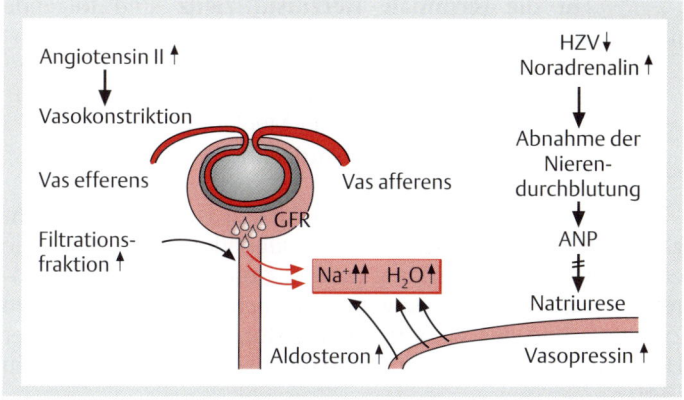

Abb. 29 Renale Veränderungen bei fortgeschrittener Herzinsuffizienz

Renale Veränderungen bei fortgeschrittener Herzinsuffizienz

Schreiten Vasokonstriktion und Natrium- und Wasserretention voran, tritt die Herzinsuffizienz aus der Phase der Kompensation in die der Dekompensation über. Jetzt steht die Niere im Zentrum der Kreislaufregulation. Das herabgesetzte Herzzeitvolumen und der erhöhte Sympathikotonus führen zu einer Abnahme der Nierendurchblutung. Hierdurch verlieren die atrialen natriuretischen Peptide ihre salz- und wasserausscheidenden Wirkungen an der Niere. Sinkt die Nierendurchblutung unter eine kritische Schwelle ab, ist eine ausreichende glomeruläre Filtrationsrate nur noch dadurch aufrechtzuerhalten, daß das Angiotensin II den Vas efferens konstringiert. Hierdurch steigt die Filtrationsfraktion an, mit der Folge, daß sich das peritubuläre Milieu verändert und dadurch vermehrt vorwiegend Natrium, aber auch Wasser aus dem proximalen Tubulus rückresorbiert werden. Die natrium- und wasserretinierende Wirkung wird durch die erhöhte Sekretion von Aldosteron und Vasopressin weiter unterstützt. Dieser Prozeß mündet schließlich in der terminalen Herzinsuffizienz (Abb. **29**).

Für die **terminale Herzinsuffizienz** sind folgende morphologische Befunde charakteristisch:

- eine Überdehnung der Myokardfasern,
- ein Auseinandergleiten der Myokardfasern,
- eine Häufung von Myokardzellnekrosen.

Die Ursache dieser Zellnekrosen ist bis heute nicht ganz geklärt; hierfür könnten die subendokardiale Ischämie oder die toxische Wirkung von Angiotensin II und Noradrenalin auf die Myozyten verantwortlich sein. Ferner können Zytokine, wie der Tumornekrosefaktor, in dieser Phase der Herzinsuffizienz von pathophysiologischer Bedeutung sein [94].

> **Der Weg vom initialen Myokardschaden bis zur terminalen Herzinsuffizienz ist durch ein komplexes Zusammenspiel hämodynamischer, neurohumoraler und struktureller Veränderungen charakterisiert und bietet vielseitige, bisher bei weitem noch nicht ausgeschöpfte therapeutische Ansätze, in diesen pathophysiologischen Prozeß einzugreifen, um Lebensqualität und Prognose der herzinsuffizienten Patienten zu verbessern.**

Medikamentöse Therapiemöglichkeiten

Sind korrigierbare Ursachen und alle eine Herzinsuffizienz auslösenden Faktoren ausgeschlossen, verfolgt die Therapie der chronischen Herzinsuffizienz folgende Ziele:

1. in der Phase der Dekompensation durch körperliche Schonung die Herzarbeit zu senken,
2. die Stauungssymptome zu beseitigen, wofür Diuretika und Vasodilatatoren mit vorlastsenkender Wirkung in Betracht kommen,
3. die Nachlast für das Herz zu verringern, dies wird durch den Einsatz von Vasodilatatoren erreicht,
4. die überschießende neurohumorale Reaktion zu hemmen, ein Therapieziel, dessen Bedeutung erst in jüngerer Zeit erkannt wurde,
5. die Kontraktilität des Herzmuskels durch den Einsatz positiv-inotrop wirksamer Substanzen zu verbessern.

Stellenwert der Diuretika

Bei akuter kardialer Dekompensation gibt es kaum eine wirksamere medikamentöse Therapie als den Einsatz von Diuretika, um die Stauungssymptome rasch zu beseitigen. Ein Problem stellt dagegen die Dauerbehandlung der Patienten mit Diuretika dar. Durch Gegenregulationsmechanismen, vor allem durch die Stimulation des Renin-Angiotensin-Systems, verlieren die Diuretika nach längerer Gabe ihre Wirkung. Eine Monotherapie der Herzinsuffizienz mit Diuretika ist daher nicht sinnvoll [17].

Bei der Kombinationstherapie mit Diuretika erscheinen zwei Gesichtspunkte erwähnenswert:

Die Kombination eines Schleifendiuretikums mit einem Thiaziddiuretikum bei Patienten mit refraktärer Flüssigkeitsretention. Ein Thiaziddiuretikum hemmt die Natriumrückresorption am proximalen Tubulus und erhöht so das Salz- und Wasserangebot an der Henleschen Schleife, wodurch die Wirkung des Schleifendiuretikums verstärkt wird. Das Thiaziddiuretikum sollte etwa eine Stunde vor Verabreichung des Schleifendiuretikums gegeben werden.

Eine solche Kombination führt bei den meisten Patienten mit fortgeschrittener Herzinsuffizienz zu einer adäquaten Diurese [55].

Die Gabe von Aldosteronantagonisten in Verbindung mit ACE-Hemmern: Experimentelle Daten weisen darauf hin, daß Aldosteron den myokardialen Kollagengehalt steigert und die Fibrosierung fördert [99]. Während einer Langzeittherapie mit ACE-Hemmern steigt die Aldosteron-Plasma-Konzentration allmählich an, was durch Erhöhung des Serumkaliumwertes, möglicherweise auch der Angiotensin-I-Rezeptoren und durch einen Verlust der Angiotensin-II-Suppression im Laufe der Behandlung zu erklären ist. Das ist die rationale Grundlage für die Kombination eines ACE-Hemmers mit einem Aldosteronantagonisten, eine Kombination, die sich bei engmaschiger Kontrolle der Kaliumwerte als relativ sicher herausgestellt hat [5]. Die sogenannte Randomized Aldactone Evaluation Study (RALES) konnte in einer Pilotphase zeigen, daß durch die Kombination von Spironolacton mit einem ACE-Hemmer der Blutdruck, das Körpergewicht und das atriale natriuretische Peptid gesenkt werden können. Zu beachten ist jedoch, daß zur Vermeidung einer Hyperkaliämie Spironolactondosen von 12,5–25 mg/d nicht überschritten werden sollten. Die Kaliumwerte müssen unter einer solchen Kombinationstherapie engmaschig kontrolliert werden.

> Prinzipiell sollten Diuretika immer nur dann bei Herzinsuffizienz eingesetzt werden, wenn periphere Ödeme, Pleuraergüsse oder andere Zeichen der Stauung bestehen. Pathophysiologisch sinnvoll erscheint dann die Kombination mit einem ACE-Hemmer, da durch ihre Blockade des Renin-Angiotensin-Systems die Wirkung der Diuretika, durch Stimulation des Renin-Angiotensin-Systems mit Diuretika die Wirkung der ACE-Hemmer verstärkt werden.

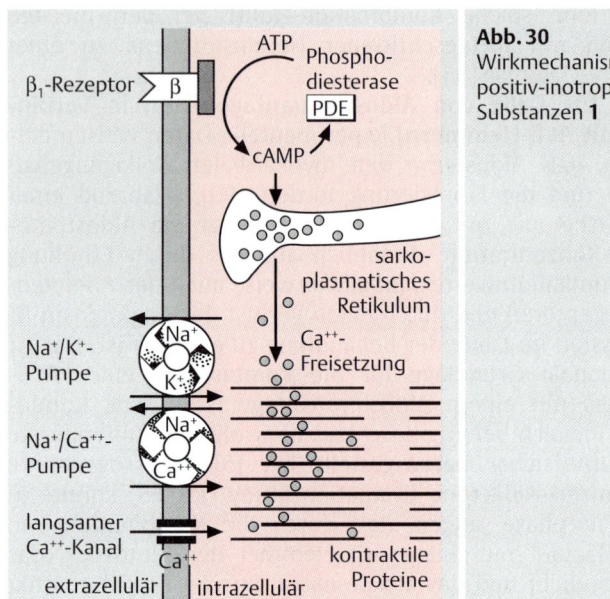

Abb. 30
Wirkmechanismus positiv-inotroper Substanzen **1**

Positiv-inotrope Pharmaka

Der allen inotrop wirksamen Pharmaka gemeinsame Wirkmechanismus besteht darin, Kalzium für den Kontraktionsprozeß zur Verfügung zu stellen. Dies kann einmal über eine Beeinflussung des sympathischen Nervensystems geschehen oder über eine Beeinflussung der Natrium-Kalium-Pumpe (Abb. **30**), dem Angriffspunkt des Digitalis.

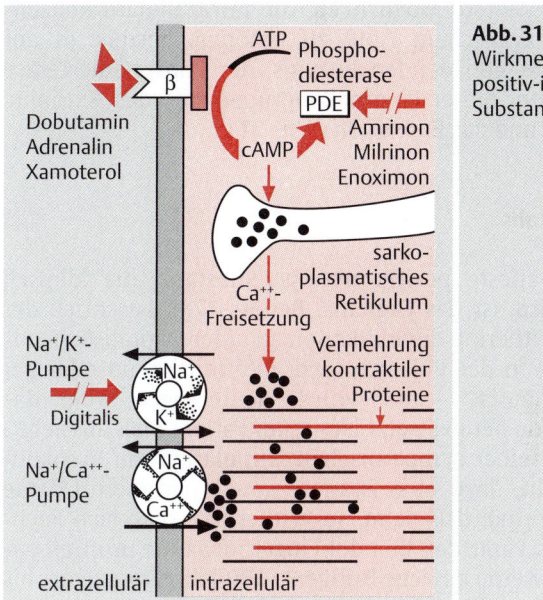

Abb. 31
Wirkmechanismus positiv-inotroper Substanzen **2**

Digitalis hemmt die Natrium-Kalium-ATPase mit der Folge, daß vermehrt Natrium in der Zelle zurückgehalten wird. Dieses wird im Austausch gegen Kalzium wieder aus der Zelle heraustransportiert, es resultiert ein erhöhter Einstrom von Kalzium in die Zelle, dieses ist für die Muskelkontraktion verfügbar (Abb. **31**).

Ein anderer Weg, die intrazelluläre Kalziumkonzentration zu erhöhen, besteht in der Stimulation der β-Rezeptoren, z.B. durch Xamoterol. Hierdurch wird ein Kopplungsprotein, das sogenannte G-Protein, aktiviert, das wiederum die Adenylzyklase stimuliert, das Syntheseenzym des zyklischen AMP (cAMP). Das zyklische AMP seinerseits setzt Kalziumionen aus dem sarkoplasmatischen Retikulum frei, die dann dem Kontraktionsprozeß der Muskelzelle zur Verfügung stehen.

Eine weitere Möglichkeit, die intrazelluläre Konzentration von zyklischem AMP zu erhöhen, besteht in der Hemmung des abbauenden Enzyms, der Phosphodiesterase (PDE). Vertreter dieser Pharmakongruppe sind das Amrinon, das Milrinon und das Enoximon (Abb. **31**).

Digitalis

Die älteste positiv-inotrope Substanz, die klinisch verwandt wird, ist das Digitalis. Bereits 1785 beschrieb der Engländer Withering die Indikation zu einer Digitalisbehandlung so: „Wenn der Puls schwach, intermittierend oder gar nicht gespannt ist" – man würde heute sagen, wenn das Schlagvolumen herabgesetzt ist –, „der Patient blaß aussieht", er also unter einer sympathischen Stimulation mit Vasokonstriktion steht, dazu eine Zyanose sowie periphere Ödeme nachweisbar sind, daß dann, so Withering, „man sich Rechnung machen kann, daß hier der Fingerhut sanfte urintreibende Wirkung werde zuwege bringen". 200 Jahre vergingen, bis die Wirkung von Digitalis bei der chronischen Herzinsuffizienz in ersten kontrollierten randomisierten Untersuchungen gesichert werden konnte.

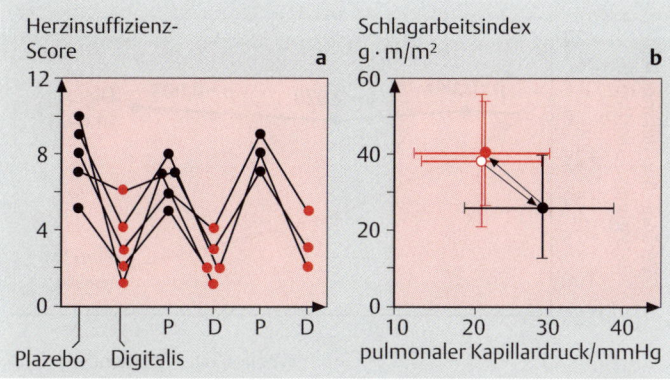

Abb. 32 Langzeitwirkung von Digoxin bei chronischer Herzinsuffizienz (**a** nach Lee et al. 1982, **b** nach Arnold et al., 1980)

Lee et al. [58] fanden unter Digitalis gegenüber Plazebo eine deutliche Besserung der Herzinsuffizienzsymptomatik, ausgedrückt in einem Herzinsuffizienzscore, der sich nach Absetzen der Therapie wieder verschlechterte (Abb. **32 a**).

Arnold et al. [4] konnten anhand hämodynamischer Parameter die Digitalislangzeitwirkung objektivieren. Sie fanden eine Senkung des pulmonalen Kapillardruckes mit Steigerung des Schlagarbeitsindex, Veränderungen, die nach Absetzen des Digitalis wieder rückläufig waren (Abb. **32 b**).

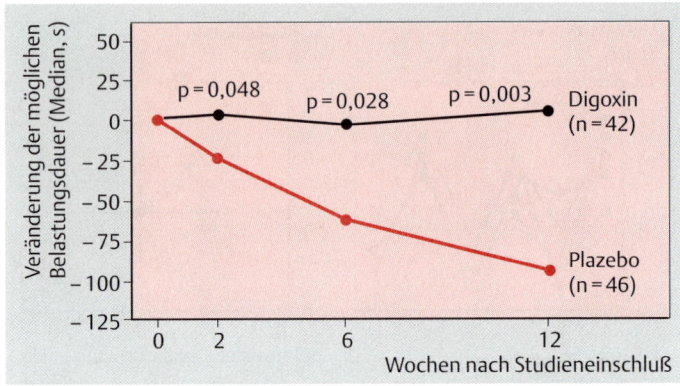

Abb. 33 Absetzen von Digitalis bei Herzinsuffizienzpatienten, die mit Diuretika vorbehandelt wurden (Uretsky et al., JACC 1993)

Heute besteht kein Zweifel, daß bei Patienten mit tachykardem Vorhofflimmern und Herzinsuffizienz eine Digitalisierung von Nutzen ist: der positiv-inotrope Effekt von Digitalis ist mit einer in diesem Fall erwünschten Hemmung der AV-Knoten-Überleitung verbunden.

Auch bei Patienten mit Herzinsuffizienz, die sich im Sinusrhythmus befinden, liegen zwei kontrollierte Untersuchungen zur Digitaliswirkung vor:

In der sogenannten PROVED-Studie wurde bei 88 Patienten mit milder bis mäßiger Herzinsuffizienz im Sinusrhythmus, die eine Langzeittherapie mit Diuretika und Digitalis erhielten, eine prospektive randomisierte Doppelblindstudie durchgeführt, um den Absetzeffekt von Digitalis zu überprüfen.

Wie aus der Abb. 33 hervorgeht, sinkt die Belastbarkeit der Patienten (gemessen in Sekunden) nach Absetzen von Digoxin signifikant ab.

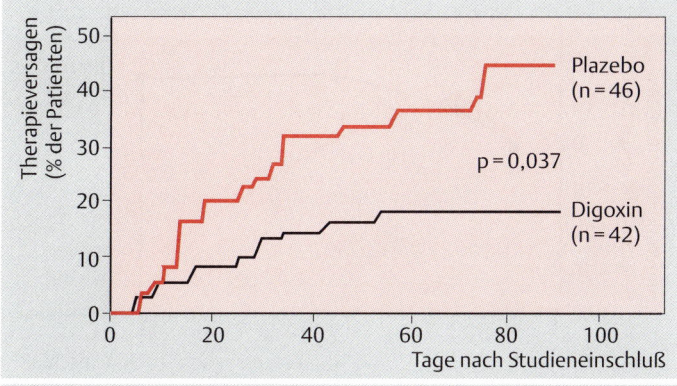

Abb. 34 Absetzen von Digitalis bei Herzinsuffizienzpatienten, die mit Diuretika vorbehandelt wurden (Uretsky et al., JACC 1993)

Darüber hinaus ist die Wahrscheinlichkeit eines Therapieversagens in der Digoxingruppe gegenüber der Plazebogruppe signifikant seltener zu beobachten gewesen (Abb. **34**).

In einer zweiten Untersuchung an insgesamt 178 Patienten mit chronischer Herzinsuffizienz im Stadium II und III sowie Sinusrhythmus wurde die Frage überprüft, ob Digoxin bei Patienten, die unter Diuretika und ACE-Hemmern stehen, eine zusätzliche positive Wirkung aufweist (RADIANCE-Studie). Hierzu wurde in einem Doppelblindversuch die Digoxintherapie fortgeführt oder gegen Plazebo über 12 Wochen getauscht.

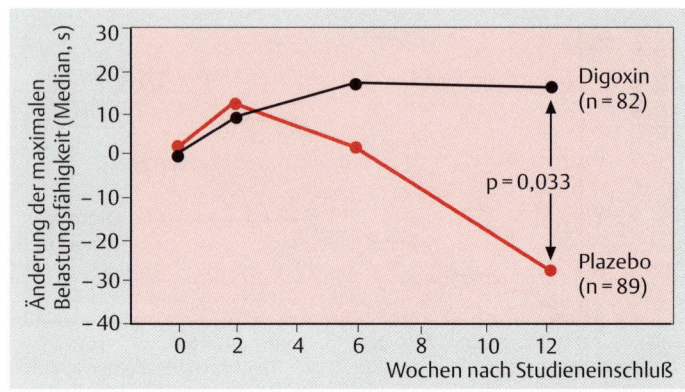

Abb. 35 Absetzen von Digoxin bei mit ACE-Hemmern behandelten Patienten (Packer et al., NEJM 1993)

Ähnlich wie in der PROVED-Studie wurde in der RADIANCE-Studie eine signifikante Verschlechterung der Belastbarkeit nach Absetzen von Digoxin beobachtet (Abb. **35**).

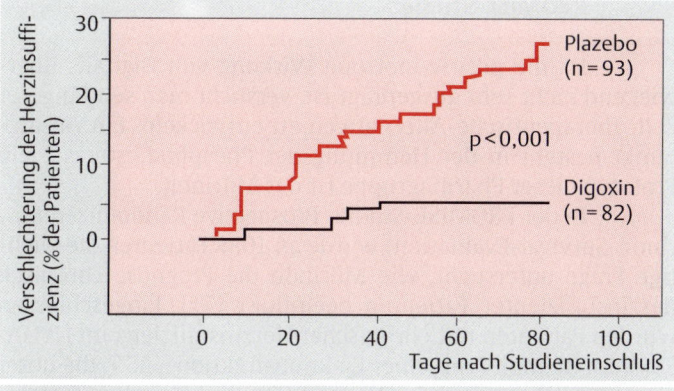

Abb. 36 Absetzen von Digoxin bei mit ACE-Hemmern behandelten Patienten (Packer et al., NEJM 1993)

Die Wahrscheinlichkeit einer Verschlechterung der Herzinsuffizienz war in der Digoxin- gegenüber der Plazebogruppe ebenfalls signifikant seltener zu beobachten (Abb. 36).

Kürzlich wurde die DIG-Studie (Digitalis Investigation Group) beendet, die an über 7500 Patienten mit Herzinsuffizienz durchgeführt wurde. Digoxin hatte keinen Einfluß auf die Mortalität der Patienten, führte aber zu einer Reduktion der Hospitalisierungsrate [18].

Ferner liegen auch größere randomisierte Untersuchungen zum direkten Wirkvergleich von Digitalis und ACE-Hemmern bei Patienten mit Herzinsuffizienz im Sinusrhythmus vor (s. Kapitel ACE-Hemmer versus Digitalis S. 91).

> **Die klinische Wirksamkeit von Digoxin bei Patienten mit chronischer Herzinsuffizienz im Sinusrhythmus kann damit als erwiesen gelten, ein Effekt auf die Mortalität ist jedoch weder in positiver noch in negativer Hinsicht nachzuweisen.**

PROMISE-Studie

Da die positiv-inotrope Wirkung von Digitalis überwiegend nicht sehr ausgeprägt ist, versucht man seit längerer Zeit, therapeutische Alternativen zu entwickeln. Ein Ansatzpunkt besteht in der Hemmung der Phosphodiesterase; ein Prototyp dieser Pharmagruppe ist das Milrinon.

In der PROMISE-Studie (Prospective Randomized Milrinon-Survival-Evaluation) wurde an 1088 Patienten die wichtige Frage untersucht, wie Milrinon die Prognose chronisch herzinsuffizienter Patienten beeinflußt [71]. Eingeschlossen wurden Patienten mit chronischer Herzinsuffizienz im NYHA-Stadium III und IV mit einer Ejektionsfraktion $\leq 35\%$, die unter einer Basistherapie mit Digitalis, Diuretika und ACE-Hemmern standen. Ziel der Untersuchung war, den Einfluß von 40 mg/die Milrinon gegenüber Plazebo auf die Mortalität zu überprüfen.

Sekundäre Endpunkte waren die kardiovaskuläre Todesrate, die Hospitalisierungsrate, die Notwendigkeit, Vasodilatatoren im Beobachtungszeitraum hinzuzusetzen sowie Charakter und Häufigkeit unerwünschter Wirkungen. Der Beobachtungszeitraum lag zwischen einem Tag und 20 Monaten, im Mittel bei 6,1 Monaten (Tab. 3). Die wichtigsten Ausgangsdaten beider Patientengruppen unterschieden sich nicht voneinander (Tab. 4).

Tab. 3 PROMISE-Studie

Prospective Randomized Milrinone Survival Evaluation
- Einschlußkriterien:
  – Patienten mit chronischer Herzinsuffizienz
  – NYHA-Stadium III und IV, EF ≤ 35%
  – unter Digitalis, Diuretika und ACE-Hemmer
- Ziel:
  – Effekt von Milrinon (40 mg/d) gegenüber Plazebo auf Mortalität
- primärer Endpunkt:
  – Gesamtmortalität
- sekundäre Endpunkte:
  – Tod kardiovaskulärer Ursache
  – Zahl der Hospitalisierungen
  – unerwünschte Wirkungen

Beobachtungszeitraum:
zwischen 1. Tag und 20 Monaten ($\bar{x}$ 6,1 Monate)

Tab. 4 PROMISE-Studie

Ausgangsdaten	Plazebo (n = 527)	Milrinon (n = 561)
	Mittelwert	
Alter (Jahre)	64,2	63,1
EF (%)	21	21
Herz-Thorax-Quotient	0,6	0,6
NYHA-Stadium III	303	328
NYHA-Stadium IV	224	233

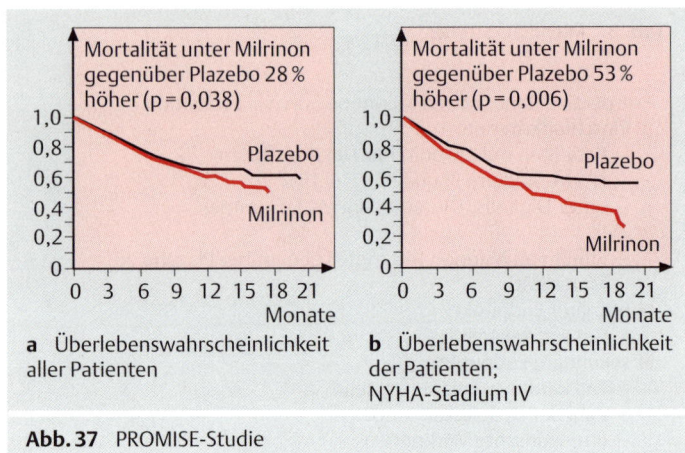

Abb. 37 PROMISE-Studie

Die Studie mußte aus ethischen Gründen vorzeitig abgebrochen werden, weil die Mortalität in der Milrinon- gegenüber der Plazebogruppe mit 28% signifikant höher lag (Abb. **37 a**).

Die kardiovaskuläre Todesrate lag in der Milrinongruppe sogar um 34% höher.

Betrachtet man die Patienten mit Herzinsuffizienz im Stadium IV gesondert, fand sich in der Milrinon- gegenüber der Plazebogruppe sogar eine Mortalitätssteigerung von 53% (Abb. **37 b**).

44 % der Patienten in der Milrinongruppe und 39 % in der Plazebogruppe mußten im Beobachtungszeitraum hospitalisiert werden, ein zwar kleiner, aber doch signifikanter Unterschied.

Die Rate an unerwünschten Wirkungen war in der Milrinon- gegenüber der Plazebogruppe signifikant höher, was sowohl kardiovaskuläre Nebenwirkungen, wie Sehstörungen, Palpitationen und Synkopen, als auch nichtkardiovaskuläre Nebenwirkungen betraf (Tab. 5).

Tab. 5 PROMISE-Studie

Häufigkeit von unerwünschten Wirkungen (% der Patienten)	Plazebo	Milrinon	p
gesamt	77,2	84	0,006
kardiovaskulär			
Angina	18,2	18,4	n.s.
Sehstörungen	3,0	7,7	0,001
Schwindel	16,1	20,0	n.s.
Hypotonie	6,5	11,4	0,006
Palpitationen	4,4	8,0	0,017
Synkope	3,8	8,0	0,002
ventrikuläre Arrhythmien	4,9	7,7	n.s.
nichtkardiovaskulär			
Diarrhö	7,0	11,9	0,007
Kopfschmerz	7,4	12,7	0,005

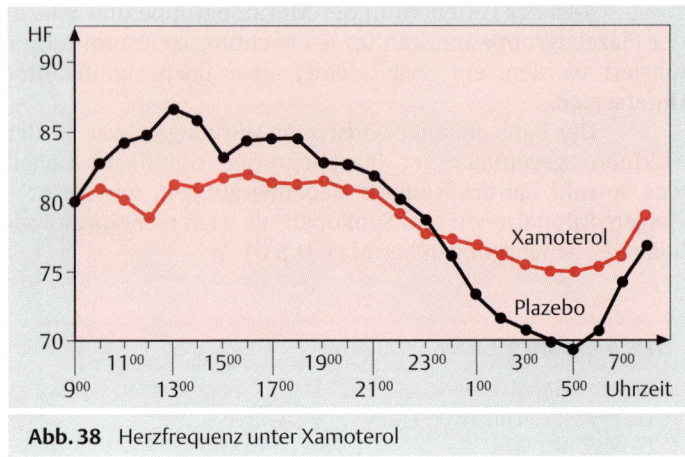

Abb. 38 Herzfrequenz unter Xamoterol

Eine wichtige Schlußfolgerung aus den Ergebnissen der PROMISE-Studie ist, daß die Patienten mit sehr fortgeschrittener Herzinsuffizienz, die die eigentlichen Kandidaten für eine Zusatztherapie zu Digitalis, Diuretika und ACE-Hemmern sind, durch die Gabe von Milrinon besonders gefährdet werden.

Xamoterol

Xamoterol ist ein partieller β_1-Agonist, der die β-Rezeptoren besetzt und in Gegenwart eines erhöhten Sympathikotonus eher blockierend, in Gegenwart eines niedrigen Sympathikotonus stimulierend auf die β-Rezeptoren wirkt. Das macht sich bei herzinsuffizienten Patienten während täglicher Aktivitäten in einer erniedrigten, in den Nachtstunden dagegen in einer erhöhten Herzfrequenz bemerkbar (Abb. **38**) [101].

Mit Xamoterol liegt eine deutsch-österreichische multizentrische Untersuchung von Patienten mit milder bis mäßiger Herzinsuffizienz vor, in der dessen Wirkung mit der von Digoxin und Plazebo verglichen wurde [38].

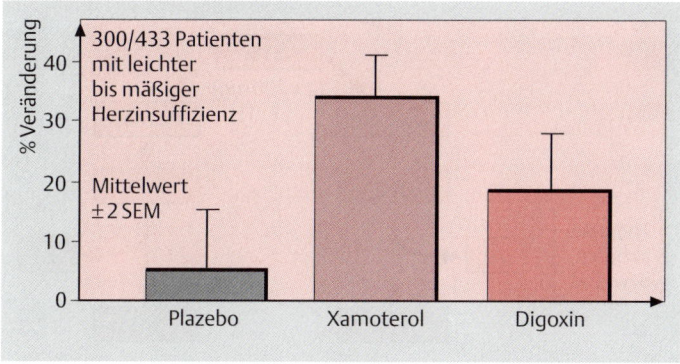

Abb. 39 Xamoteroltherapie gegen Plazebo und Digoxin (nach German and Austrian Xamoterol Study Group, 1988)

Nur Xamoterol, nicht jedoch Digoxin, besserte die klinische Symptomatik der Patienten signifikant (Abb. **39**). Eine wesentliche Einschränkung erfährt diese Aussage jedoch dadurch, daß von 433 in die Untersuchung einbezogenen Patienten nach Studienabschluß nur bei 300 Patienten die Belastungstoleranz nach 3 Monaten ermittelt werden konnte, wodurch das Ergebnis dieser Studie auf nicht kontrollierbare Weise beeinflußt ist.

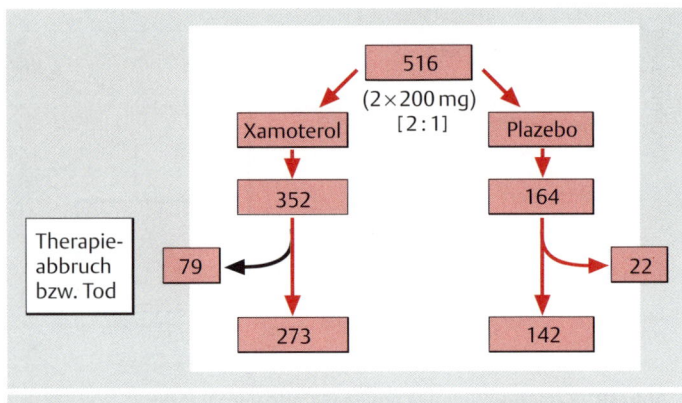

Abb. 40 Patienten mit Herzinsuffizienz NYHA III – IV unter Diuretika und ACE-Hemmern

Gegenstand einer neueren Untersuchung mit Xamoterol war dessen Wirkung gegenüber Plazebo bei Patienten mit Herzinsuffizienz im NYHA-Stadium III–IV unter Diuretika und ACE-Hemmern [101]. 516 Patienten wurden im Verhältnis 2 : 1 randomisiert mit 2 × 200 mg/d Xamoterol oder Plazebo behandelt (Abb. **40**). Nach einer Beobachtungszeit von 100 Tagen war die Mortalität in der Xamoterolgruppe mit 9,2% gegenüber der Plazebogruppe mit 3,7% signifikant höher (Abb. **41**).

Die höhere Mortalität war kardial bedingt, und zwar sowohl durch eine Progression der Herzinsuffizienz als auch durch häufigeres Auftreten eines plötzlichen Herztodes (Tab. **6**).

> **Fazit:** Phosphodiesterasehemmstoffe und β_1-Agonisten bieten hämodynamisch gegenüber Digitalis keine Vorteile. Sie sind in der Dauerbehandlung der chronischen Herzinsuffizienz kontraindiziert, da sie die Mortalität der Patienten steigern.

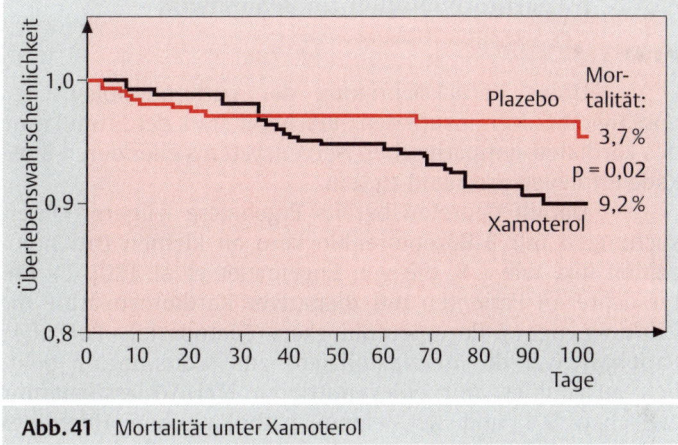

Abb. 41 Mortalität unter Xamoterol

Tab. 6 Todesfälle innerhalb von 100 Tagen nach Randomisierung

Behandlungs-gruppen	Todesursachen			
	Progression der Herz-insuffizienz	plötzlicher Herztod	andere Ursachen	gesamt
	n (%)	n (%)	n (%)	n (%)
Plazebo (n = 164)	2 (1,2)	3 (1,8)	1 (0,6)	6 (3, 7)
Xamoterol (n = 352)	17 (4,8)	13 (3,7)	2 (0,6)	32 (9,2)

β-Rezeptorenblocker zur Behandlung der Herzinsuffizienz

Unter Berücksichtigung der pathophysiologischen Vorgänge bei Herzinsuffizienz erscheint statt der Stimulation des kardialen sympathischen Nervensystems eher deren Blokkade erfolgversprechend zu sein.

Darauf deuteten bereits Ergebnisse früherer Untersuchungen mit β-Rezeptorenblockern an kleinen Patientenzahlen hin, wie z.B. die von Engelmeier et al. [30]. Er untersuchte an Patienten mit dilatativer Kardiomyopathie die Wirkung des β-Rezeptorenblockers Metoprolol. Bei allen Patienten war die Herzinsuffizienz zu Studienbeginn deutlich ausgeprägt, mit einer mittleren NYHA-Klassifizierung zwischen 2,4 und 2,5, einem pathologischen Herzindex zwischen 2,2 und 2,4 l/min/m^2 Körperoberfläche, einem erhöhten pulmonalen Kapillardruck und einer stark erniedrigten linksventrikulären Ejektionsfraktion (Tab. **7**).

Tab. 7 Metoprolol bei dilatativer Kardiomyopathie (nach Engelmeier et al., 1985)

	Plazebo (n = 16)	Metoprolol (n = 9)	Plazebo/Metoprolol „crossover" (n = 12)
Alter (Jahre)	49,1±11,0	51,2± 8,2	47,4± 8,1
NYHA-Klassifizierung	2,4± 0,8	2,4± 0,9	2,5± 0,6
systolischer Blutdruck (mmHg)	121 ±22	120 ±18	118 ±23
Herzfrequenz/min	92 ±12	92 ±15	93 ±15
Herzindex (l/min/m^2)	2,3± 0,4	2,2± 0,6	2,4± 0,4
PCP (mmHg)	16,7±11	14,3± 6,9	16,1±12
RNV EF (%)	18,6±11	14,3± 9,2	18 ±12
LVEDD (cm)	6,9± 1,1	7,2± 0,8	6,7±0,8

PCP = pulmonaler Kapillardruck
RNV EF = radionuklidventrikulographisch bestimmte Ejektionsfraktion
LVEDD = linksventrikulärer enddiastolischer Durchmesser

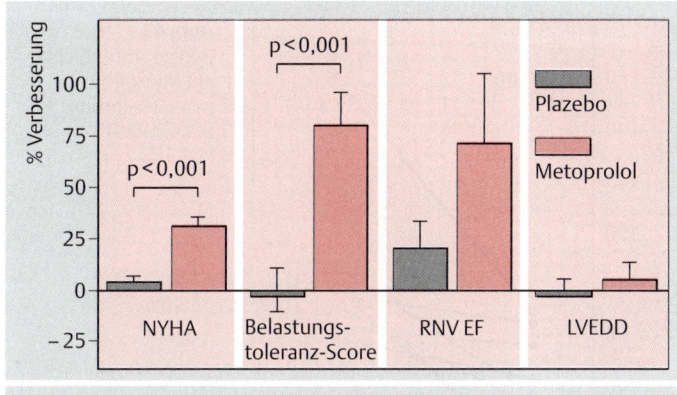

Abb. 42 Metoprolol bei dilatativer Kardiomyopathie (nach Engelmeier et al., 1985)

Nach einer Metoprololbehandlung waren klinische Symptomatik, Belastungstoleranz und linksventrikuläre Ejektionsfraktion gegenüber Plazebo signifikant gebessert (Abb. **42**). Eine Erklärung für diesen erstaunlichen Befund gibt es bis heute nicht. Möglicherweise spielt die unter dieser Behandlung zu beobachtende Zunahme der β-Rezeptorendichte eine Rolle.

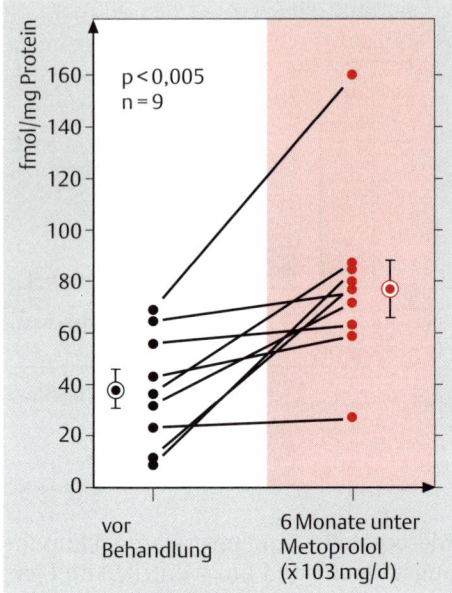

Abb. 43
β-Rezeptorendichte am Myokard (nach Heilbrunn et al., 1989)

Wie Heilbrunn et al. [45] 1989 an einer kleinen Patientengruppe erstmals zeigen konnten, nimmt die β-Rezeptorendichte am Myokard nach einer 6monatigen Therapie mit Metoprolol zu, das Herz wird gegenüber einer Stimulation mit β-Sympathomimetika empfindlicher (Abb. **43**).

Inzwischen liegen drei große randomisierte Untersuchungen zum Einsatz von β-Rezeptorenblockern bei Herzinsuffizienz vor.

Metoprolol-in-Dilated-Cardiomyopathy-(MDC-)Studie

In der multizentrisch durchgeführten MDC-Studie wurde bei Patienten mit idiopathischer dilatativer Kardiomyopathie der Effekt von Metoprolol gegenüber Plazebo auf Überlebensrate und Krankheitsverlauf überprüft [98].

Hierzu wurden 383 Patienten mit dilatativer Kardiomyopathie im Herzinsuffizienzstadium II – III und einer Ejektionsfraktion unter 40% eingeschlossen.

Die Basistherapie bestand aus Digitalis (78% der Patienten), ACE-Hemmern (80% der Patienten) und Diuretika (75% der Patienten).

Der Studie ging eine Testphase mit 2 × 5 mg Metoprolol pro Tag für wenigstens 2 und maximal 7 Tage voraus. 17 Patienten tolerierten aus hämodynamischen Gründen die β-Blockertherapie nicht und wurden deswegen nicht in die Randomisierung eingeschlossen.

Zu betonen ist, daß die β-Blockertherapie niedrigdosiert begonnen wurde (2 × 5 mg/d) und die Dosis in wöchentlichen Abständen langsam bis zu einer Zieldosis von 150 mg/d gesteigert wurde (s. Tab. **8**).

Tab. 8 MDC-Studie (nach Waagstein et al., Lancet 1993)

Einschlußkriterien

383 Pt. mit idiopathischer dilatativer Kardiomyopathie
NYHA-Stadien II–III, EF < 40%

Therapie
Basistherapie: Digitalis, ACE-Hemmer, Diuretika

plus: Plazebo (189 Pt.)   Metoprolol (194 Pt.)

■ Titration der Metoprololdosis:

Woche 1:	10 mg/d	Woche 5:	75 mg/d
Woche 2:	15 mg/d	Woche 6:	100 mg/d
Woche 3:	30 mg/d	Woche 7:	150 mg/d
Woche 4:	50 mg/d		

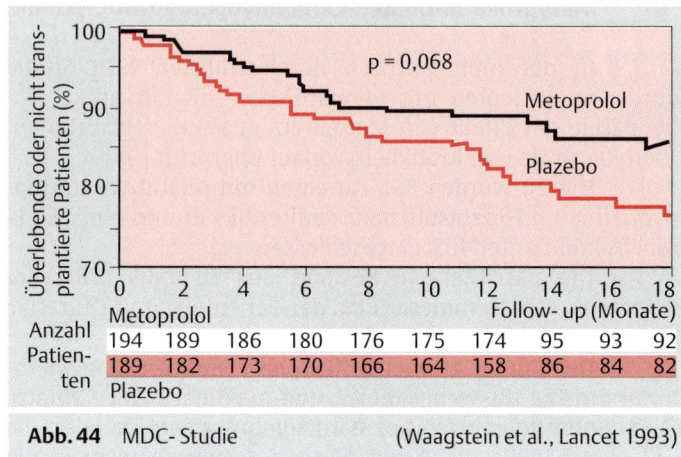

Abb. 44 MDC-Studie (Waagstein et al., Lancet 1993)

Nach einer Beobachtungszeit von 18 Monaten fanden sich in der Metoprololgruppe tendenziell, aber statistisch nicht signifikant weniger Patienten, die entweder verstorben oder herztransplantiert waren. Dieser Unterschied war allein auf die unterschiedliche Zahl von Herztransplantationen zurückzuführen (2 Patienten in der Metoprolol-, 19 Patienten in der Plazebogruppe) und nicht auf eine unterschiedliche Mortalität (23 Patienten in der Metoprolol-, 19 Patienten in der Plazebogruppe) (Abb. **44**).

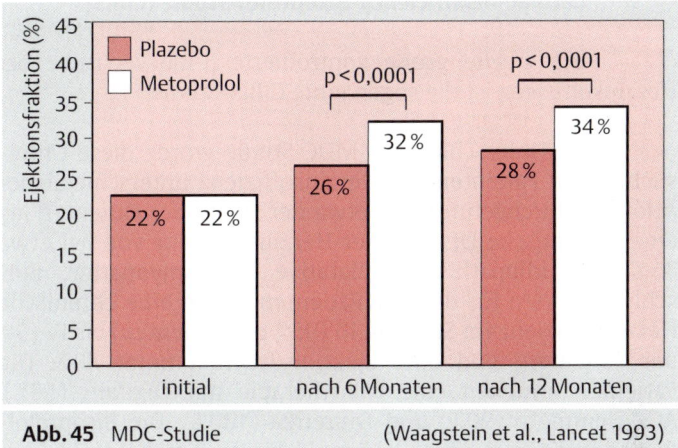

Abb. 45 MDC-Studie (Waagstein et al., Lancet 1993)

In der Metoprololgruppe fand sich eine signifikante Verbesserung der New-York-Heart-Klasse nach 12monatiger Behandlung (p = 0,01), was mit einer Verbesserung der Ejektionsfraktion einherging, die im Vergleich zum Ausgangswert in der Metoprololgruppe signifikant stärker anstieg als in der Plazebogruppe (Abb. **45**).

Cardiac-Insufficiency-Bisoprolol-Studie (CIBIS)

Die zweite große kontrollierte β-Blockerstudie bei Herzinsuffizienz ist die sogenannte CIBIS-Studie.

Im Unterschied zur MDC-Studie wurde diese Untersuchung an Patienten mit Herzinsuffizienz unterschiedlicher Ätiologie durchgeführt. Bei etwa der Hälfte der Patienten lag eine ischämische Ursache der Herzinsuffizienz vor, bei etwa 35 % eine idiopathische dilatative Kardiomyopathie. Einschlußkriterien für die 641 Patienten waren eine chronische Herzinsuffizienz im Stadium III (95 % der Patienten) bis IV (5 % der Patienten) und eine Ejektionsfraktion unter 40 %. Die Patienten erhielten eine Basistherapie mit Digitalis (56 %), ACE-Hemmern (90 %) und Diuretika (100 %). Die Bisoprololdosis wurde von initial 1,25 mg/d bis maximal 5 mg/d über einen Monat gesteigert (Tab. **9**).

Tab. 9 CIBIS-Studie (nach CIBIS Investigators, Circulation 1994)

Einschlußkriterien
641 Pt. mit Herzinsuffizienz unterschiedlicher Ätiologie
NYHA-Stadium III (95 %) – IV (5 %), EF < 40 %

Therapie
Digitalis, ACE-Hemmer, Diuretika
plus
- Plazebo (321 Pt.)
    oder
- Bisoprolol (320 Pt.)
    Bisoproloidosis: 1,25 mg/d initial,
    bis max. 5 mg/d nach 1 Monat

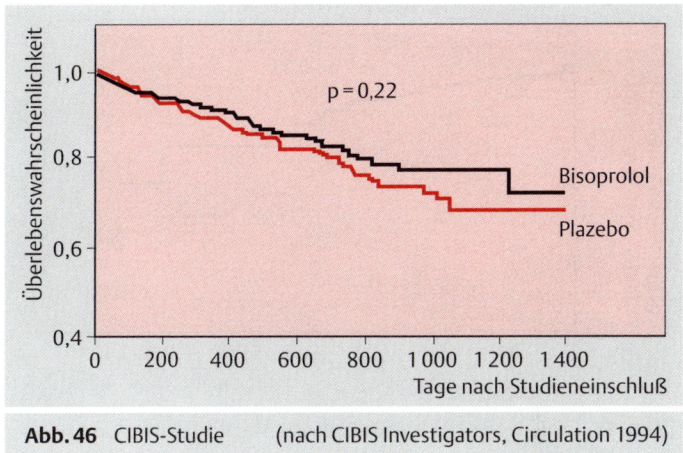

Abb. 46 CIBIS-Studie (nach CIBIS Investigators, Circulation 1994)

Nach einer Beobachtungszeit von im Mittel 1,9 Jahren fand sich bezüglich des primären Endpunktes der Studie, der Mortalität, kein Unterschied zwischen der Bisoprolol- und der Plazebogruppe (Abb. **46**).

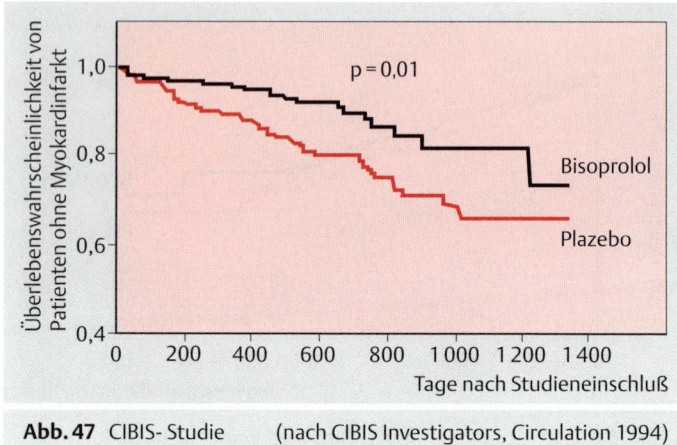

Abb. 47 CIBIS- Studie (nach CIBIS Investigators, Circulation 1994)

Untergruppenanalysen ergaben, daß Patienten ohne Infarkt in der Vorgeschichte unter Bisoprolol eine signifikant geringere Mortalität aufwiesen (12%) als Patienten unter Plazebo (22,5%) (Abb. **47**). Auch bei Patienten mit dilatativer Kardiomyopathie war die Mortalität in der Bisoprololgruppe gegenüber Plazebo signifikant geringer. Ein Unterschied in der Rate an plötzlichen Herztodesfällen konnte zwischen beiden Gruppen nicht gefunden werden.

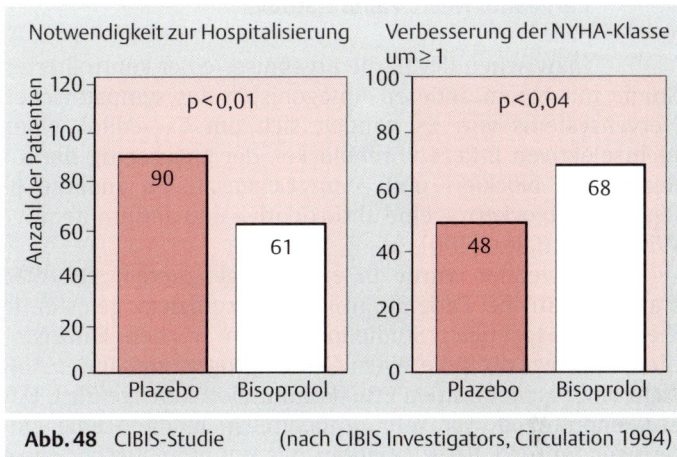

Abb. 48 CIBIS-Studie (nach CIBIS Investigators, Circulation 1994)

Die Hospitalisierungsrate war in der Bisoprololgruppe mit 61 gegenüber 90 Fällen in der Plazebogruppe signifikant geringer ($p < 0{,}01$), und mehr Patienten verbesserten sich um wenigstens eine New-York-Heart-Klasse (68 Patienten in der Bisoprolol- gegenüber 48 Patienten in der Plazebogruppe, $p = 0{,}04$) (Abb. **48**).

> Die MDC- und die CIBIS-Studie bestätigen die bereits in vorangegangenen Untersuchungen gemachte Beobachtung einer funktionellen Verbesserung herzinsuffizienter Patienten unter β-Blockertherapie. Sie geben Hinweise dafür, daß sich die Prognose von Patienten mit einer Herzinsuffizienz nichtischämischer Ursache durch β-Rezeptorenblocker verbessern läßt, wenngleich ein schlüssiger Beweis hierfür nicht geliefert werden konnte.

Carvedilol-Heart-Failure-Studie

Inzwischen liegen die Ergebnisse einer kontrollierten Studie mit einem anderen Antagonisten des sympathischen Nervensystems vor: Es handelt sich um Carvedilol, einen nichtselektiven β-Rezeptorenblocker, der gleichzeitig die $α_1$-Rezeptoren blockiert und – im Gegensatz zu anderen β-Rezeptorenblockern – eine antioxidative und antiproliferative Wirkung entfaltet [100].

Carvedilol wurde in einem sogenannten „stratified trail program" bei Patienten mit Herzinsuffizienz getestet. In diesem prospektiven Studienprogramm wurden Einzelstudien, angelegt als Teile eines Gesamtprogramms, unter Aufsicht einer gemeinsamen Ethikkommission durchgeführt. Das Studienprotokoll war sehr umfangreich. In die Studie einbezogen wurden 1094 Patienten mit symptomatischer chronischer Herzinsuffizienz und einer Ejektionsfraktion unter 35 %, die unter einer Basismedikation mit Digoxin, Diuretika und ACE-Hemmern standen.

Die Studie teilte sich in eine Dosisfindungsstudie, in der 84 Patienten mit Plazebo und 261 Patienten mit Carvedilol behandelt wurden, und zwar entweder mit einer Dosis von 2 × 6,25 mg, 2 × 12,5 mg oder 2 × 25 mg/d.

Studiendesign
1 094 Patienten mit symptomatischer chronischer Herzinsuffizienz, EF ≤ 35 %
Basistherapie
Digoxin, Diuretika, ACE-Hemmer
I Dosierungsstudie: Plazebo (84 Pt.)
                    Carvedilol 2×6,25 mg/d, 2×12,5 mg/d,
                    2×25 mg/d (261 Pt.)
II Einteilung der Herzinsuffizienz (nach Gehstrecke in 6 Minuten)

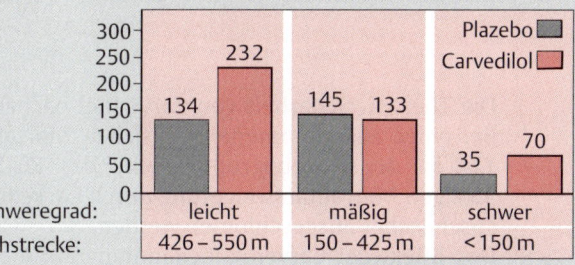

Abb. 49 Carvedilol Heart Failure Study
(nach Packer et al., NEJM 1996)

Ein anderer Teil der Studie befaßte sich mit der Wirkung von Carvedilol (angestrebte Zieldosis 2 × 25 bis 2 × 50 mg/d) auf die Herzinsuffizienz verschiedener Grade. Die Gradeinteilung wurde anhand eines 6minütigen Gehtests vorgenommen. Nach der Länge der zu leistenden Gehstrecke wurden die Patienten in mild, mäßig und schwer herzinsuffiziente eingeteilt (Abb. **49**).

Die Endpunkte der Studien waren (s. Tab. 10):

Tab. 10 Carvedilol Heart Failure Study
(nach Packer et al., NEJM 1996)

Studienziele
1. Sicherheit der Therapie (keine Mortalitätssteigerung)
2. Effekt auf Hospitalisierungsrate (kardiovaskuläre Ursache)

1. Die Therapiesicherheit von Carvedilol nachzuweisen. Bei einer angenommenen jährlichen Mortalität von 12% in der Plazebogruppe sollte das Risiko einer 33%igen Mortalitätssteigerung durch Carvedilol statistisch sicher ausgeschlossen werden.
2. Den Effekt der Carvedilolbehandlung auf die Rate an Krankenhauseinweisungen, die aufgrund einer Herzinsuffizienz oder anderer kardiovaskulärer Ursachen notwendig werden, zu untersuchen.

Die Ausschlußkriterien sind in Tab. 11 zusammengefaßt.

Tab. 11 Carvedilol Heart Failure Study
(nach Packer et al., NEJM 1996)

Ausschlußkriterien:
- Herzklappenerkrankung
- aktive Myokarditis
- unkontrollierbare Arrhythmien (ventrikuläre Tachykardie oder höhergradige Blockierung)
- Blutdruck: > 160/100 mmHg oder systolisch < 85 mmHg
- Herzfrequenz < 68/min
- schwere Leber- oder Niereninsuffizienz
- Behandlung mit Kalziumantagonisten, α- oder β-Blockern, Klasse-IC- oder -III-Antiarrhythmika

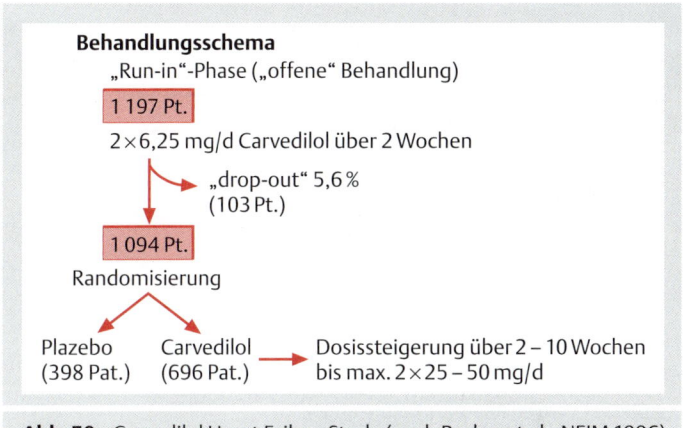

Abb. 50 Carvedilol Heart Failure Study (nach Packer et al., NEJM 1996)

1197 Patienten durchliefen eine offene Behandlungsphase mit 2 × 6,25 mg Carvedilol pro Tag über 2 Wochen. 5,6 % der Patienten wurden in die Randomisierungsphase nicht eingeschlossen, weil sie sich unter dieser Therapie entweder verschlechterten (1,4 %), verstarben (0,6 %) oder weil das Studienprotokoll verletzt wurde (3 %). Von den 1094 randomisierten Patienten erhielten 696 Patienten Carvedilol, wobei die Zieldosis von maximal 2 × 25 bis 50 mg/d in einem Zeitraum von 2–10 Wochen erreicht wurde (Abb. **50**).

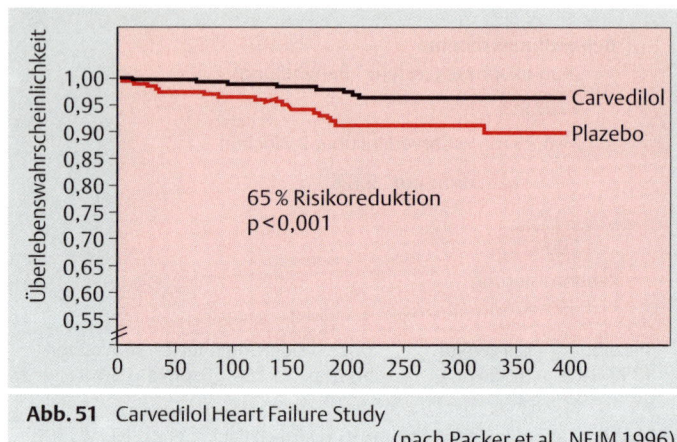

Abb. 51 Carvedilol Heart Failure Study
(nach Packer et al., NEJM 1996)

Die Carvedilol-Heart-Failure-Studie kommt zu drei wichtigen Ergebnissen:

Die Mortalität konnte über einen Beobachtungszeitraum von 400 Tagen um 65% (von 7,8% in der Plazebogruppe auf 3,2% in der Behandlungsgruppe) reduziert werden. Wegen dieses Ergebnisses wurde die Studie aus ethischen Gründen frühzeitig beendet (Abb. **51**).

Die Reduktion der Mortalität war auf den positiven Einfluß Carvedilols sowohl auf das Pumpversagen als auch auf den plötzlichen Herztod zurückzuführen (Tab. 12).

Tab. 12 Carvedilol Heart Failure Study (nach Packer et al., NEJM 1996)

Todesursachen	Plazebo (n = 398) Anzahl	Carvedilol (n = 696) (%)
Pumpversagen	13 (3,3)	5 (0,7)
plötzlicher Herztod	15 (3,8)	12 (1,7)
Myokardischiämie	2 (0,5)	1 (0,1)
andere kardiovaskuläre Ursachen	1 (0,3)	2 (0,3)
nichtkardiovaskuläre Ursachen	0	2 (0,3)

Der Effekt von Carvedilol auf die Mortalität wurde gleichermaßen bei Patienten mit milder, mäßiger und schwerer Herzinsuffizienz beobachtet und war unabhängig von der Ursache der Herzinsuffizienz. Im Gegensatz zu den vorangegangenen β-Blockerstudien profitierten von dieser Therapie nicht nur Patienten mit nichtischämischer, sondern auch solche mit ischämischer Ursache der Herzinsuffizienz. Auch hinsichtlich des Grades der linksventrikulären Funktionsstörung ergaben sich keine Unterschiede in der Wirksamkeit der Therapie. Interessant ist darüber hinaus, daß Patienten mit Neigung zu schnellerem Herzschlag – als Ausdruck einer stärkeren Stimulation des sympathischen Nervensystems – nicht stärker von der Therapie mit Carvedilol profitierten als solche mit langsamerer Herzfrequenz (Tab. 13).

Tab. 13 Carvedilol Heart Failure Study (nach Packer et al., NEJM 1996)

Effekt von Plazebo und Carvedilol auf die Mortalität: Patientenuntergruppen

	Plazebo	Carvedilol
Herzinsuffizienz		
leichte Herzinsuffizienz	5/134	2/232
mäßige Herzinsuffizienz	11/145	6/133
schwere Herzinsuffizienz	2/35	2/70
Dosis-Studie	13/84	12/261
Ejektionsfraktion		
< 0,23	20/209	10/334
≥ 0,23	11/189	12/360
Ursache der Herzinsuffizienz		
ischämisch	17/189	13/332
nichtischämisch	14/208	9/362
Herzfrequenz (Schläge/min)		
< 0,82	10/186	11/354
≥ 0,82	21/212	11/342

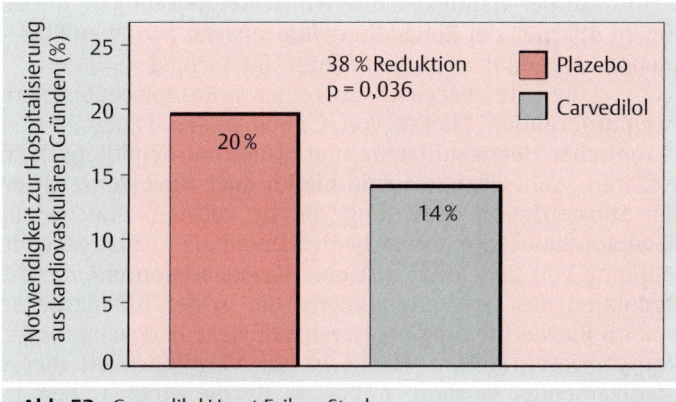

Abb. 52 Carvedilol Heart Failure Study
(nach Packer et al., NEJM 1996)

Das Risiko einer Hospitalisierung aus kardiovaskulären Gründen konnte durch die Carvediloltherapie um 27 % (von 19,6 auf 14,1 %) gesenkt werden (Abb. **52**).

In der Häufigkeit unerwünschter Wirkungen, die zu einem Abbruch der Behandlung führten, war zwischen Plazebo und Carvedilol kein signifikanter Unterschied zu finden.

Diese im Vergleich zu reinen β-Rezeptorenblockern beeindruckenden Effekte von Carvedilol bei Patienten mit chronischer Herzinsuffizienz sind bisher nur hypothetisch zu erklären. Wahrscheinlich sind hierfür auch die Eigenschaften der Substanz von Bedeutung, die sie von den üblichen β-Rezeptorenblockern unterscheidet. Durch die α_1-blockierende Wirkung von Carvedilol tritt eine Vasodilatation ein, die die Reduktion des Herzzeitvolumens, die in der Anfangsphase einer β-Blockertherapie bei Herzinsuffizienz beobachtet wird, kompensieren könnte. Damit ist die Verträglichkeit dieses Medikamentes vermutlich besser als die eines reinen β-Blockers.

> Die Daten zur mortalitätssenkenden Wirkung von Carvedilol bei Patienten mit Herzinsuffizienz sind bisher begrenzt, die Beobachtungszeit ist sehr kurz. Deshalb sind weitere kontrollierte Mortalitätsuntersuchungen erforderlich, bevor eine endgültige Bewertung dieses neuen Therapiekonzeptes vorgenommen werden kann.

	HF	systematischer Widerstand	PCP	HZV
Nitrate	—	—	↓	—
Hydralazin	(↑)	↓↓	—	↑↑
α_1-Rezeptorenblocker	—	↓	↓	↑
ACE-Hemmer	(↓)	↓	↓	↑
Angiotensin-II-Antagonisten	(↓)	↓	↓	↑

Abb. 53 Die 5 Hauptgruppen der Vasodilatatoren und ihre Wirkweise

Vasodilatatoren

Es gibt 5 wichtige Gruppen von Vasodilatatoren: die Nitrate, Hydralazin, die α_1-Rezeptorenblocker, die ACE-Hemmer und die Angiotensin-II-Rezeptor-Antagonisten.

Prinzipiell muß zwischen Vor- und Nachlastsenkern unterschieden werden und solchen Substanzen, die eine Vor- und Nachlastsenkung in sich vereinigen.

Nitrate senken die Vorlast und damit den pulmonalen Kapillardruck. Da der periphere Widerstand in den üblichen Dosierungen nicht beeinträchtigt wird, steigt das Herzzeitvolumen nicht an, es kann u.U. sogar leicht absinken. Die Herzfrequenz bleibt unbeeinflußt.

Hydralazin dagegen ist ein direkter Dilatator der arteriellen Widerstandsgefäße. Folge der Nachlastsenkung ist eine beträchtliche Steigerung des Herzzeitvolumens. Der pulmonale Kapillardruck bleibt in der Regel unbeeinflußt, die Herzfrequenz steigt aufgrund einer sympathischen Gegenregulation leicht an (Abb. **53**).

α-Rezeptorenblocker vereinigen die vor- und nachlastsenkende Wirkung in sich: pulmonaler Kapillardruck und peripherer Widerstand sinken gleichermaßen ab, das Herzzeitvolumen steigt an. Die Herzfrequenz wird in der Regel nicht gesteigert, möglicherweise aufgrund der gleichzeitig bestehenden Vorlastsenkung, die zur Entlastung von Dehnungsrezeptoren im Niederdrucksystem führt.

ACE-Hemmer haben das gleiche hämodynamische Wirkprofil wie Prazosin. Die Herzfrequenz fällt allerdings leicht ab, was auf eine antisympathikotone Wirkung der ACE-Hemmer zurückzuführen ist (Abb. **53**).

Angiotensin-II-Rezeptorblocker haben ein den ACE-Hemmern vergleichbares hämodynamisches Wirkprofil.

Hinsichtlich der klinischen und hämodynamischen Wirkung der Vasodilatatoren nach Langzeitgabe gibt es sowohl für Nitrate und Hydralazin als auch für α-Rezeptorenblocker widersprüchliche Befunde.

> **Die einzigen Vasodilatatoren, für die in großen kontrollierten Studien nach Langzeittherapie durchgehend eine eindeutige Besserung der klinischen Symptomatik sowie der Belastungstoleranz nachgewiesen ist, sind die ACE-Hemmer.**

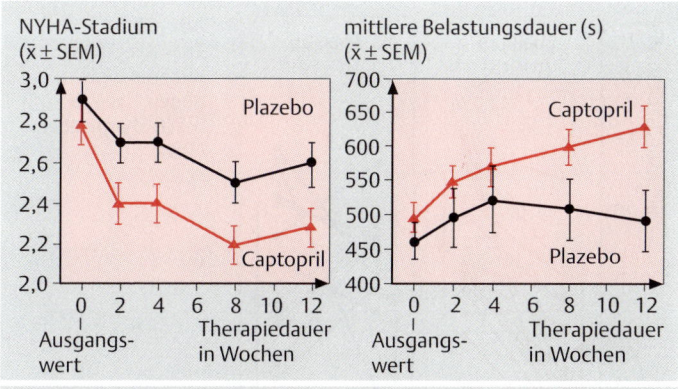

Abb. 54 Effekte einer Behandlung mit Captopril bei Basistherapie mit Digitalis und/oder Diuretika (nach Cannon et al., 1983)

Captopril

Stellvertretend für die ACE-Hemmer soll eine multizentrische Untersuchung mit Captopril zitiert werden, die von Cannon et al. 1983 veröffentlicht wurde [5]. Diese kontrollierte randomisierte Studie war zum damaligen Zeitpunkt die größte ihrer Art und wurde an über 100 Patienten (Stadium II und III der Herzinsuffizienz), die mit Digitalis und/oder Diuretika behandelt wurden, durchgeführt. Überprüft wurde der Effekt einer zusätzlichen Behandlung mit Captopril verglichen gegen Plazebo.

Nach 12wöchiger Therapie war die mittlere Belastungstoleranz der captoprilbehandelten Patienten signifikant größer, entsprechend die klinische Symptomatik der Patienten (ausgedrückt im NYHA-Stadium) signifikant gebessert (Abb. **54**).

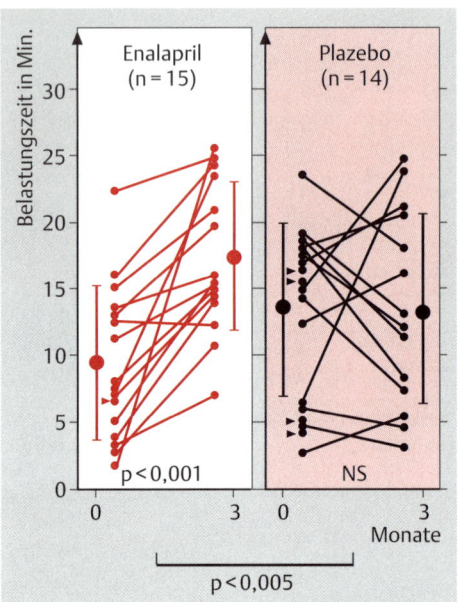

Abb. 55
Therapieeffekte mit Enalapril gegen Plazebo (nach Sharpe et al. 1984)

Enalapril

Ein Jahr später konnten Sharpe et al. [83] zeigen, daß unter dem ACE-Hemmer Enalapril ein ähnlicher Effekt zu erzielen ist. Bei einer vergleichbaren Patientengruppe, die eine Basistherapie mit Digitalis und Diuretika erhielt, fand sich in dieser Untersuchung ebenfalls eine signifikante Besserung der Belastungstoleranz gegenüber Plazebo (Abb. 55).

Inzwischen wurden mit einer Reihe anderer ACE-Hemmer ähnliche Resultate hinsichtlich der klinischen und hämodynamischen Langzeitwirkung bei herzinsuffizienten Patienten erhoben.

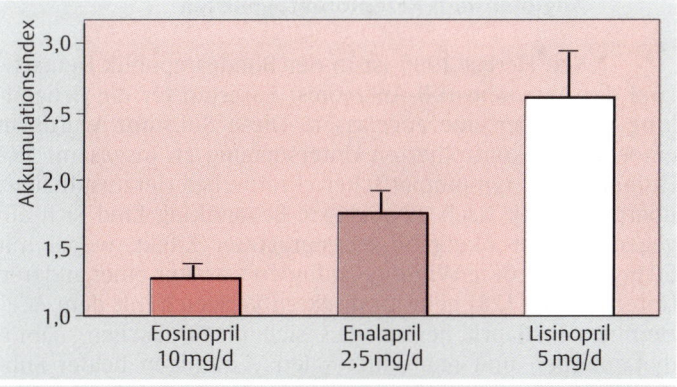

Abb. 56 Steady-State-Pharmakokinetik verschiedener ACE-Hemmer bei Niereninsuffizienz (nach Sica et al., Clin. Pharmacokinet. 1991)

ACE-Hemmer – Unterschiede

Klinisch relevante Unterschiede zwischen den ACE-Hemmern sind zum einen in Form verschieden langer Halbwertszeiten und damit unterschiedlicher Dosierungsintervalle gegeben. Darüber hinaus gibt es mit Fosinopril, einem Prodrug, einen ACE-Hemmer mit dualem Ausscheidungsweg: einem renalen und einem hepatobiliären. Die Wirksamkeit von Fosinopril bei Patienten mit chronischer Herzinsuffizienz ist ähnlich wie die anderer ACE-Hemmer eindeutig nachgewiesen [11, 31]. Darüber hinaus konnte sowohl für Patienten mit Leberinsuffizienz eine kompensatorisch gesteigerte renale Elimination [36], als auch bei Patienten mit Niereninsuffizienz eine kompensatorische Zunahme der hepatischen Exkretion gezeigt werden [48, 86].

Bei Patienten mit einer Kreatininclearance unter 30 ml/min [86] findet sich nach 10tägiger Behandlung mit Fosinopril gegenüber Enalapril und Lisinopril ein signifikant geringerer Akkumulationsindex (hierunter wird das Verhältnis der Plasmakonzentrationen der Substanzen zwischen Tag 10 und Tag 1 verstanden). Damit muß auch bei schwerer Niereninsuffizienz mit Fosinopril, im Gegensatz zu anderen ACE-Hemmern, keine Dosisanpassung erfolgen (Abb. **56**).

Angiotensin-II-Rezeptorantagonisten

Seit Herbst 1995 ist in der Bundesrepublik Deutschland der Angiotensin-II-Antagonist Losartan für die Behandlung der Hypertonie zugelassen. Diese Substanz wurde in einer plazebokontrollierten Untersuchung an insgesamt 134 Patienten mit symptomatischer chronischer Herzinsuffizienz überprüft [23]. Nach 12wöchiger Behandlung fand sich ein gegenüber der Akutgabe ausgeprägterer Effekt, wobei mit 50 mg/d die größte Wirkung zu finden war. Aus einer anderen Untersuchung [28] geht im direkten Vergleich mit dem ACE-Hemmer Enalapril hervor, daß sich die klinischen, hämodynamischen und neurohumoralen Wirkungen beider Substanzen entsprechen. Hinsichtlich des Nebenwirkungsprofiles gibt es lediglich den relevanten Unterschied, daß ein Reizhusten, der unter ACE-Hemmertherapie bei 4 – 10 % der Patienten beobachtet wird, unter Losartan signifikant seltener auftritt [78].

> Die hämodynamischen und klinischen Wirkungen von Vasodilatatoren lassen sich wie folgt zusammenfassen: Es gibt fünf wichtige Gruppen: die Nitrate, Hydralazin, α_1-Rezeptorblocker, ACE-Hemmer und Angiotensin-II-Antagonisten. In großen kontrollierten Studien konnte bisher nur von ACE-Hemmern eine eindeutige hämodynamische und klinische Langzeitwirkung nachgewiesen werden. Von Angiotensin-II-Antagonisten können ähnliche Effekte erwartet werden, wenngleich hierzu große kontrollierte Studien noch ausstehen. Die klinisch relevanten Unterschiede zwischen den einzelnen ACE-Hemmern bestehen in ihren verschiedenen Halbwertszeiten und darin, daß Fosinopril bei Patienten mit deutlich eingeschränkter Nierenfunktion aufgrund seines dualen und kompensatorischen Ausscheidungsmechanismus in der Dosis nicht reduziert werden muß.

Kalziumantagonisten zur Behandlung der Herzinsuffizienz

Kalziumantagonisten werden häufig ebenfalls als Vasodilatatoren bei Herzinsuffizienz eingesetzt, obwohl sich diese klinische Praxis bisher durch keine gesicherten Fakten begründen ließ. Eine Reihe von Untersuchungen mit Kalziumantagonisten verliefen negativ [69].

Kürzlich erschienen die Ergebnisse der PRAISE-Studie (Prospective Randomized Amlodipin Survival Evaluations Study) [72].

In diese randomisierte Doppelblindstudie wurden 1153 Patienten mit chronischer Herzinsuffizienz im Stadium III und IV und einer Ejektionsfraktion unter 30% eingeschlossen (Tab. 14). Alle Patienten standen unter einer Basistherapie mit Digitalis, ACE-Hemmern und Diuretika, es wurde der zusätzliche Effekt von Amlodipin mit 5–10 mg/d gegenüber Plazebo auf die Rate an primären Ereignissen (kardiovaskulärer Tod oder kardiovaskuläre Morbidität) bzw. auf die Überlebensrate untersucht.

Tab. 14 PRAISE-Studie

Einschlußkriterien
1153 Pt. mit Herzinsuffizienz unterschiedlicher Ätiologie
NYHA-Stadium III und IV
und
EF ≤ 30%

Therapie
Basistherapie (Digitalis, ACE-Hemmer, Diuretika)
plus
- Plazebo (582 Pt.)
  oder
- Amlodipin 5–10 mg/die (571 Pt.)

Während Patienten mit einer ischämischen Kardiomyopathie von der Amlodipintherapie nicht profitierten, konnte das Sterberisiko unter einer Amlodipintherapie bei Patienten mit nichtischämischer dilatativer Kardiomyopathie um 45 % signifikant gesenkt werden (Abb. **57 a** u. **b**).

Bemerkenswert ist jedoch, daß sowohl das Auftreten peripherer Ödeme als auch von Lungenödemen in der Amlodipin- gegenüber der Plazebogruppe signifikant häufiger beobachtet wurde. Ebenfalls war in der Amlodipingruppe eine Verschlechterung der Nierenfunktion signifikant häufiger zu beobachten (7,7 gegenüber 3,6 %, $p = 0,002$). Andere Ereignisse, die eine Progression der Herzinsuffizienz widerspiegeln, wie lebensbedrohliche Arrhythmien oder Tod, waren dagegen in der Amlodipingruppe seltener als in der Plazebogruppe zu beobachten, eine Verschlechterung der Herzinsuffizienz war in beiden Gruppen etwa gleich häufig zu finden.

Damit konnte mit der PRAISE-Studie erstmals für einen Kalziumantagonisten gezeigt werden, daß Amlodipin den Krankheitsverlauf herzinsuffizienter Patienten nicht negativ beeinflußt. Patienten mit Angina pectoris oder Hypertonie und fortgeschrittener linksventrikulärer Dysfunktion können demnach mit ausreichender Sicherheit mit Amlodipin behandelt werden. Inwieweit die Prognose von Patienten mit Herzinsuffizienz nichtischämischer Ursache positiv beeinflußt werden kann, muß durch weitere Untersuchungen bestätigt werden und wird z. Zt. im Rahmen der PRAISE-II-Studie untersucht.

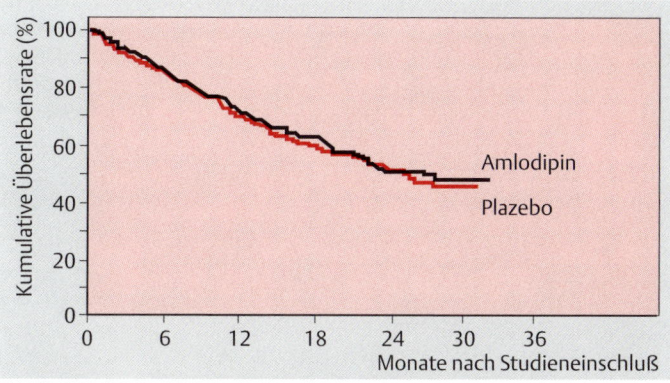

Abb. 57 a PRAISE-Studie, Ischämische Kardiomyopathie
(nach Packer et al., NEJM 1996)

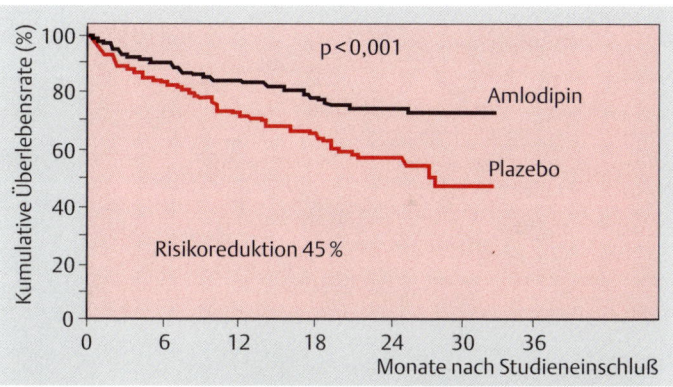

Abb. 57 b PRAISE-Studie, nichtischämische Kardiomyopathie
(nach Packer et al., NEJM 1996)

ACE-Hemmer versus Digitalis

Es geht um die Frage, ob bei Patienten mit milder bis mäßiger Herzinsuffizienz, die sich im Sinusrhythmus befinden, die Therapie mit Digitalis oder mit ACE-Hemmern begonnen werden soll.

Dazu liegen unter anderem die Ergebnisse der Captopril-Digoxin-Multicenter-Studie sowie der Enalapril- versus Digoxin-Studie [13, 24] vor.

Captopril-Digoxin-Multicenter-Studie

In diese Untersuchung wurden 300 Patienten mit milder bis mäßiger Herzinsuffizienz und einer Ejektionsfraktion unter 40% eingeschlossen. Diese Patienten wurden in 3 Gruppen unterteilt: Eine Gruppe erhielt 3 × 25 bis 3 × 50 mg/d Captopril, die zweite Gruppe 0,125 – 0,375 mg/d Digoxin, dosiert nach der Plasmakonzentration, die dritte Gruppe erhielt Plazebo. Der Beobachtungszeitraum betrug 6 Monate, und der primäre Endpunkt war die Belastungstoleranz. Als sekundäre Endpunkte wurden untersucht: die Änderung des NYHA-Stadiums, die linksventrikuläre Ejektionsfraktion, die Häufigkeit ventrikulärer Extrasystolen, die Notwendigkeit einer diuretischen Therapie sowie die Notwendigkeit, die Patienten während des Studienzeitraumes zu hospitalisieren (Tab. **15**).

Gegenüber Plazebo steigerte nur Captopril die Belastungstoleranz der Patienten signifikant. Unter Digoxin war zwar ebenfalls ein positiver Trend zu beobachten, der das Signifikanzniveau jedoch nicht erreichte (Abb. **58**).

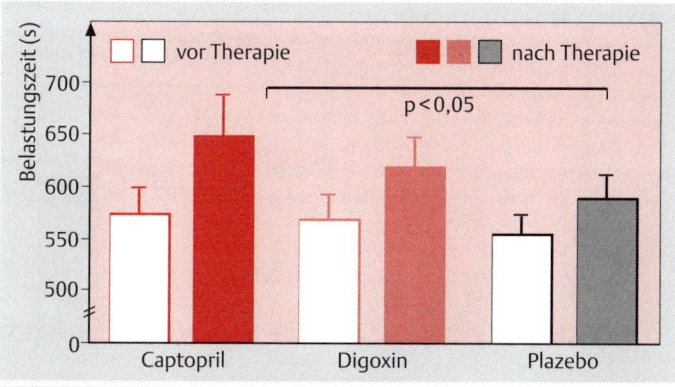

Abb. 58 Belastungstoleranz
(nach Captopril-Digoxin Multicenter Research Group, 1988)

Tab. 15 Aufbau der Captopril-Digoxin-Multicenter-Studie
(nach Captopril-Digoxin Multicenter Research Group, 1988)

300 Patienten mit milder bis mäßiger Herzinsuffizienz (EF ≤ 40 %)	
Captopril (3 × 25–50 mg/d)	n = 104
Digoxin (0,125–0,375 mg/d) nach Plasmakonzentration	n = 96
Plazebo	n = 100
Beobachtungszeit:	6 Monate
Endpunkte primär:	Belastungstoleranz
sekundär:	– NYHA-Stadium – LV-Ejektionsfraktion – Häufigkeit ventrikulärer Extrasystolen – Notwendigkeit der diuretischen Therapie – Hospitalisation

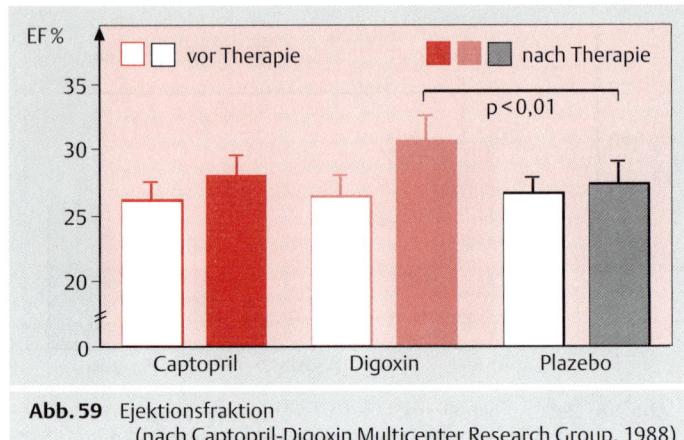

Abb. 59 Ejektionsfraktion (nach Captopril-Digoxin Multicenter Research Group, 1988)

Die Ejektionsfraktion wurde dagegen nur durch Digoxin gegenüber Plazebo signifikant gesteigert, Captopril hatte auf diesen hämodynamischen Parameter nur eine geringe Wirkung (Abb. **59**). Anzumerken ist, daß dieser Digitaliseffekt unter Kontrolle der Digoxin-Plasma-Konzentration erzielt wurde, was unter klinischen Bedingungen nicht üblich ist.

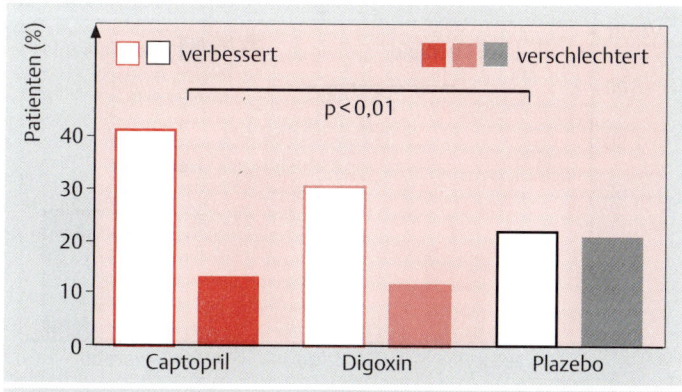

Abb. 60 Verbesserung der klinischen Symptomatik unter Captopril (nach Captopril-Digoxin Multicenter Research Group, 1988)

Erwartungsgemäß war die klinische Symptomatik der Patienten unter Captopril signifikant gebessert, unter Digoxin wurde sie dagegen nicht positiv beeinflußt (Abb. **60**).

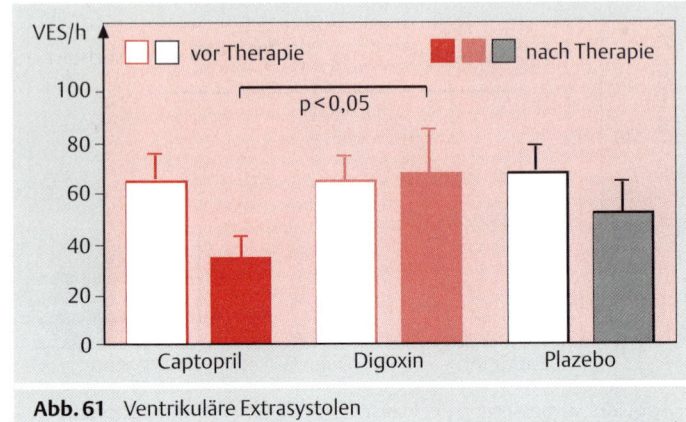

Abb. 61 Ventrikuläre Extrasystolen
(nach Captopril-Digoxin Multicenter Research Group, 1988)

Die Häufigkeit ventrikulärer Extrasystolen (VES) konnte nur durch Captopril signifikant gesenkt werden. Digoxin hatte dagegen keinen Einfluß, es ließ sich somit keine arrhythmogene Wirkung des Digitalis nachweisen, wie sie häufig diskutiert wird (Abb. **61**).

Durch beide Behandlungsregime konnte gegenüber Plazebo die Hospitalisierung und die Notwendigkeit der Übernahme des Patienten auf eine Intensivstation signifikant reduziert werden (Tab. **16**).

Tab. 16 Hospitalisierung und Intensivstation (nach Captopril-Digoxin Multicenter Research Group, 1988)

Behandlungs-gruppe	Anzahl Patienten			
	Hospita-lisation	Intensiv-station	beides	gesamt
Captopril	5	7	5	17
Digoxin	3	7	5	15
Plazebo	11	10	8	29*
gesamt	19	24	18	61

* < 0,05 vs. Captopril und Digoxin

Enalapril- versus Digoxin-Studie

Zu einem ähnlichen Resultat kam eine etwas anders angelegte Untersuchung, die Enalapril- versus Digoxin-Studie. In ihr wurde die Wirkung von Enalapril gegenüber Digoxin ohne zusätzliche Plazebogruppe untersucht. Es handelte sich um 145 Patienten im Herzinsuffizienzstadium NYHA II und III, die sich im Sinusrhythmus befanden und eine Ejektionsfraktion unter 50 % aufwiesen.

Alle Patienten waren mit Furosemid behandelt. Im Gegensatz zur Captopril-Digoxin-Multicenter-Studie war hier keine Auswaschphase notwendig, da kein Plazebo verabreicht wurde. Entsprechend wurden nicht jene Patienten ausgeschlossen, die sich nach Absetzen der Digitalistherapie in ihrer Herzinsuffizienzsymptomatik verschlechterten. Überprüft wurde, ob die Gabe von 2 × 5 bis 2 × 20 mg/d Enalapril gegenüber einer Behandlung mit Digoxin (0,125 – 0,5 mg/d) das Beschwerdebild der Patienten, die Belastungstoleranz und die echokardiographisch ermittelten linksventrikulären Diameter über einen Beobachtungszeitraum von 14 Wochen positiv beeinflussen (Tab. 17).

Tab. 17 Enalapril- versus Digoxin-Study-Group

145 Patienten
- NYHA-Stadium II/III (EF < 50 %) unter Furosemid
- Enalapril (2 × 5–2 × 20 mg/d)   n = 72
- Digoxin (0,125–0,5 mg/d)   n = 73
- Beobachtungszeitraum: 14 Wochen
- Endpunkte: – Beschwerdebild
  – Belastungstoleranz
  – linksventrikuläre Diameter

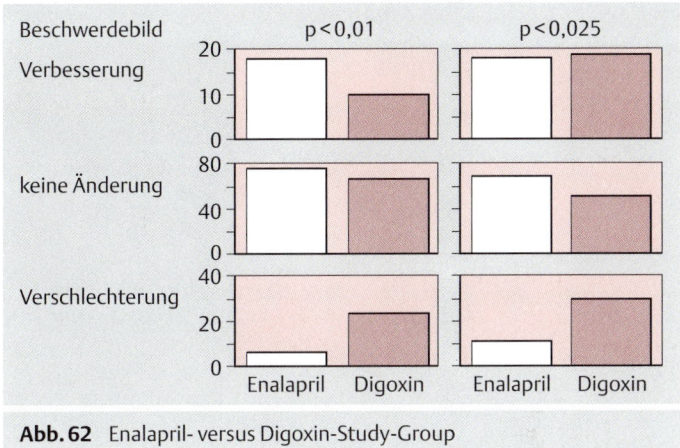

Abb. 62 Enalapril- versus Digoxin-Study-Group

Nach 4 sowie nach 14 Wochen war das Beschwerdebild der herzinsuffizienten Patienten unter Enalapril gegenüber Digoxin signifikant gebessert (Abb. **62**).

Hinsichtlich der Belastungstoleranz ergaben sich zwischen beiden Gruppen keine Unterschiede, ebensowenig hinsichtlich der echokardiographisch ermittelten Verkürzungsfraktion des linken Ventrikels sowie des linksventrikulären, enddiastolischen Durchmessers.

> In der Captopril-Digoxin-Multicenter-Studie konnte demnach erstmals gezeigt werden, daß ein ACE-Hemmer bei Patienten mit milder Herzinsuffizienz im Vergleich zu Plazebo die klinische Symptomatik bessert, während zwischen Digoxin und Plazebo kein Unterschied bestand. In der Enalapril- versus Digoxin-Studie gelang – wohl wegen der unterschiedlichen Patientenrekrutierung – erstmals der Nachweis, daß der ACE-Hemmer im direkten Vergleich zu Digoxin die klinische Symptomatik signifikant bessert.

Verbessern Vasodilatatoren die Prognose von symptomatischen Patienten mit Herzinsuffizienz?

V-HEFT-I-Studie

Zu dieser klinisch wichtigen Frage liegen bis heute 4 große kontrollierte Untersuchungen vor.

Die erste Untersuchung war eine multizentrische Studie, die Cohn et al. 1986 [19] veröffentlichten. Es handelt sich um die sog. V-HEFT-I-Studie, in die 642 Männer mit einer Herzinsuffizienz im NYHA-Stadium II und III eingeschlossen waren. Alle Patienten erhielten eine Basisbehandlung mit Digitalis und/oder Diuretika. Zusätzlich zu dieser Basistherapie wurde die Wirkung von Prazosin 20 mg/d in der 1. Gruppe und die Kombination von Hydralazin (HD) 300 mg/d + ISDN (Isosorbiddinitrat) 160 mg/d in der 2. Gruppe im Vergleich zu einer Plazebogruppe auf die Prognose der Patienten überprüft. Als Einschlußkriterien mußte ein radiologisch vergrößertes Herz mit einem Herz-Thorax-Querdurchmesser-Verhältnis über 0,55 oder eine durch die Radionuklidventrikulographie bestimmte Ejektionsfraktion unter 45 % vorliegen, verbunden mit einer eingeschränkten Belastbarkeit der Patienten (Tab. 18).

Tab. 18 V-HEFT-I-Studie: Einschlußkriterien und Therapie (Veterans Administration Cooperative Vasodilator Heart Failure Trial) (nach Cohn et al., 1986)

642 ♂ NYHA-Stadium II–III		
Basistherapie:	Digitalis und/oder Diuretika	
plus Plazebo 273 Patienten	Prazosin (20 mg/d) 183 Patienten	Hydralazin (300 mg/d) + ISDN (160 mg/d) 186 Patienten
Einschluß-kriterien:	CT > 0,55 oder RVEF < 45 % und eingeschränkte Belastbarkeit	

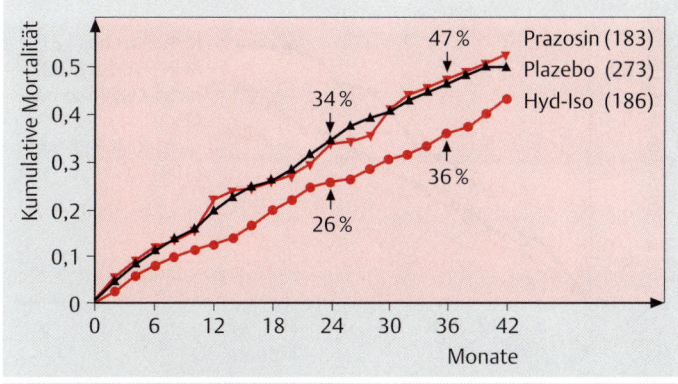

Abb. 63 Therapie der chronischen Herzinsuffizienz mit Vasodilatatoren **1** (nach Cohn et al., 1986)

Ergebnisse: Mit der Kombination von Hydralazin und Isosorbiddinitrat konnte die Mortalität der Patienten nach 2 Jahren von 34 auf 26%, nach 3 Jahren von 47 auf 36% signifikant reduziert werden (Abb. **63**).

Prazosin hatte gegenüber Plazebo keine Wirkung, ein Ergebnis, das wohl auf die häufige Toleranzentwicklung unter diesem Medikament zurückzuführen und bei etwa der Hälfte der Patienten nach mehrwöchiger Behandlung zu beobachten ist.

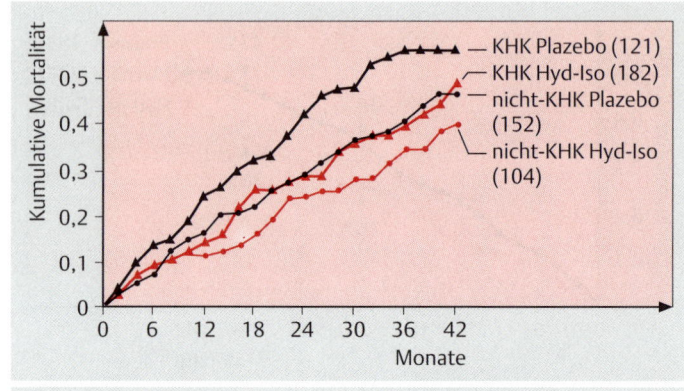

Abb. 64 Therapie der chronischen Herzinsuffizienz mit Vasodilatatoren **2** (nach Cohn et al., 1986)

Der positive Effekt der Hydralazin/ISDN-Behandlung auf die Prognose war unabhängig von der Ursache der Herzinsuffizienz. Sowohl bei Patienten mit koronarer Herzerkrankung (KHK) als auch bei Patienten mit nichtkoronarer Herzerkrankung (nicht-KHK) – also in aller Regel mit dilatativer Kardiomyopathie, seltener mit Klappenerkrankungen – konnte die Mortalität durch Hydralazin plus Isosorbiddinitrat gleichermaßen gesenkt werden (Abb. **64**).

Von Interesse ist auch der Vergleich der Plazebokurven dieser beiden Gruppen. Patienten mit koronarer Herzerkrankung und Herzinsuffizienz wiesen eine deutlich schlechtere Prognose auf als Patienten, bei denen die Herzinsuffizienz nicht durch eine koronare Herzerkrankung hervorgerufen wurde (Abb. **64**).

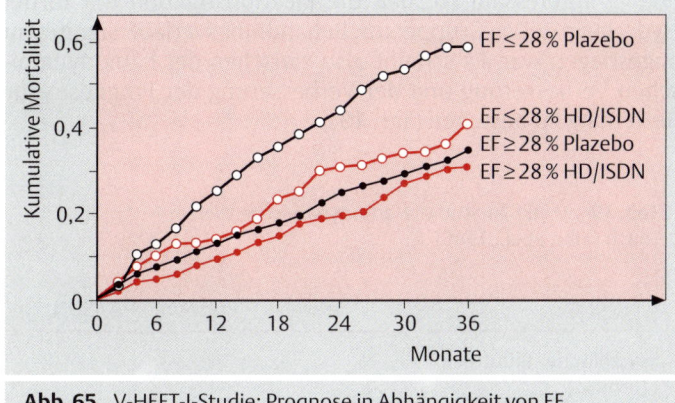

Abb. 65 V-HEFT-I-Studie: Prognose in Abhängigkeit von EF
(nach Cohn et al., 1987)

Die Untergruppenanalyse der V-HEFT-I-Studie ergab, daß Patienten mit einer Ejektionsfraktion unter 28 % von einer solchen Therapie prognostisch wesentlich stärker profitierten als Patienten mit einer besseren Ventrikelfunktion (Abb. **65**).

Interessant ist, daß die Ejektionsfraktion nur in der Hydralazin-ISDN-Gruppe im Behandlungsverlauf signifikant angestiegen war. Es scheint also zwischen der hämodynamischen Verbesserung und der Verbesserung der Prognose eine Beziehung zu bestehen (Tab. 19).

Tab. 19 V-HEFT-I-Studie: Hämodynamische Werte (nach Cohn et al., 1986)

	Plazebo	Prazosin	HD/ISDN
systolischer Blutdruck (mmHg)			
Basismessung	118,9	119,2	119,6
Änderung nach 8 Wochen	+ 0,2	– 4,1**	+ 0,0
Änderung nach 1 Jahr	– 0,3	– 4,6	+ 0,6
diastolischer Blutdruck (mmHg)			
Basismessung	76,1	75,7	75,0
Änderung nach 8 Wochen	+ 0,6	– 3,2***	– 1,8*
Änderung nach 1 Jahr	– 0,3	– 2,7	– 1,0
EF (%)			
Basismessung	30,4	29,0	30,3
Änderung nach 8 Wochen	+ 0,4	+ 0,7	+ 2,9***
Änderung nach 1 Jahr	– 0,1	+ 1,4	+ 4,2***

* $p < 0{,}05$
** $p < 0{,}01$
*** $p < 0{,}001$

Dies hat für die Klinik große Bedeutung, denn unter dieser Voraussetzung wäre der behandelnde Arzt in der Lage, den Effekt einer Vasodilatatoren-Langzeittherapie auf die Prognose anhand hämodynamischer Veränderungen an jedem einzelnen Patienten selbst überprüfen zu können.

Die Behandlung mit Hydralazin plus Isosorbiddinitrat ist allerdings mit einer beträchtlichen Nebenwirkungsrate verbunden. Fast 20 % aller Patienten litten unter unerwünschten Wirkungen, im Vordergrund standen Kopfschmerzen und Schwindel (Tab. **20**).

Tab. 20 V-HEFT-I-Studie: Unerwünschte Wirkungen (nach Cohn et al., 1986)

	Plazebo 4 % (11 Pat.)	Prazosin 10,9 % (20 Pat.)	HD/ISDN 19,4 % (36 Pat.)
Kopfschmerz	1	8	23
Schwindel	5	13	12
gastrointestinale Beschwerden	5	3	7
zentralnervöse Beschwerden	1	3	7
Hautausschlag	0	0	3
Arthralgie	0	5	3
Lupus erythematodes	2	2	3
Blutbildveränderungen	1	0	0

Entsprechend hoch waren die Therapieabbrüche: Nach 6 Monaten Behandlung standen nur noch 55% der Patienten unter der zu Studienbeginn festgesetzten vollen Dosis von Hydralazin plus ISDN (Tab. 21). Der nachgewiesenen Wirksamkeit dieser Kombination in bezug auf die Mortalität der Patienten mit Herzinsuffizienz steht also ihre relative Unverträglichkeit gegenüber.

Tab. 21 V-HEFT-I-Studie: Therapieabbrüche (nach Cohn et al., 1986)

Therapieabbrüche
Plazebo	17 % (47 Patienten)	
Prazosin	23 % (43 Patienten)	
HD/ISDN	17 % (31 Patienten)	
HD	5,5 % (10 Patienten)	32,5 % (60 Patienten)
ISDN	10 % (19 Patienten)	

% Patienten mit voller Dosis nach 6 Monaten Behandlung

Plazebo	83 %
Prazosin	75 %
HD/ISDN	55 %

> Man kann als wesentliches Ergebnis der V-HEFT-I-Studie festhalten, daß sich bei Patienten mit Herzinsuffizienz im Stadium II und III allein die Senkung des peripheren Gefäßwiderstandes auf die Prognose günstig auswirkt.

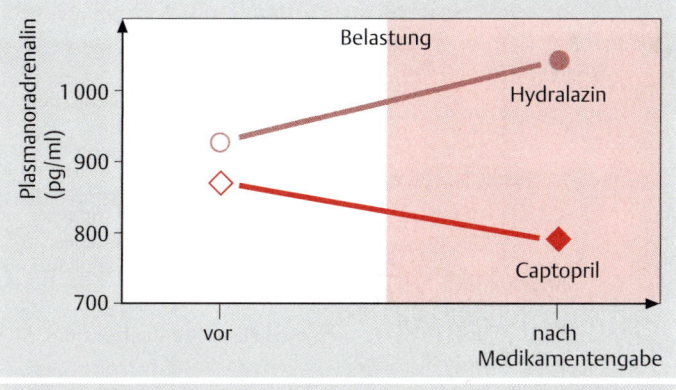

Abb. 66 Effekt von Hydralazin und Captopril auf das Plasmanoradrenalin (nach Schofer et al., 1987)

Einfluß von Hydralazin und ACE-Hemmern auf die neurohumorale Regulation

In eigenen Untersuchungen verglichen wir den Effekt von Hydralazin mit dem von Captopril auf die Plasmanoradrenalinkonzentration. Gemessen wurden die Noradrenalinplasmakonzentrationen unter Belastung vor und nach einmaliger Gabe von 75 mg Hydralazin bzw. 25 mg Captopril.

Während nach Hydralazin die Noradrenalinkonzentration ansteigt [78], fällt sie unter Captopril ab (Abb. **66**). Diese unterschiedliche Reaktion tritt auf, obwohl der periphere Gefäßwiderstand durch beide Pharmaka gleichermaßen gesenkt wird.

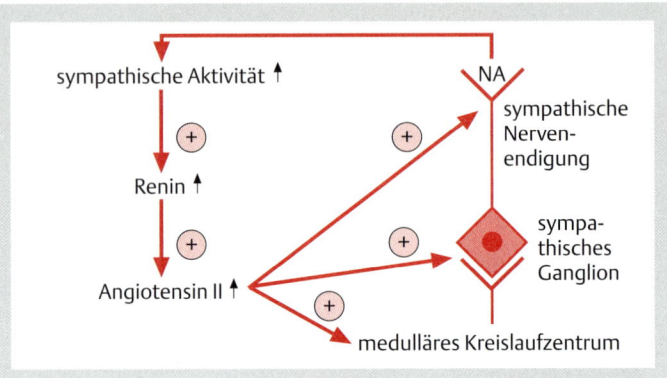

Abb. 67 Zusammenhang zwischen sympathischem Nervensystem und Renin-Angiotensin-System

Diese hemmende Wirkung von ACE-Hemmern, z. B. Captopril auf das sympathische Nervensystem, hängt mit dessen enger Verknüpfung mit dem Renin-Angiotensin-System zusammen: Eine Steigerung der sympathischen Aktivität führt, über β-Rezeptoren vermittelt, zu einer Freisetzung von Renin, mit der Folge einer vermehrten Angiotensin-II-Bildung. Angiotensin II wiederum hat zahlreiche aktivierende Wirkungen auf das sympathische Nervensystem: Es stimuliert das medulläre Kreislaufzentrum, aktiviert die sympathischen Ganglien und fördert die Freisetzung von Noradrenalin aus den peripheren Nervenendigungen (Abb. **67**). Eine Blockade des Renin-Angiotensin-Systems hat demnach nicht nur einen Abfall der Angiotensin-II-Konzentration, sondern auch der sympathischen Aktivität zur Folge.

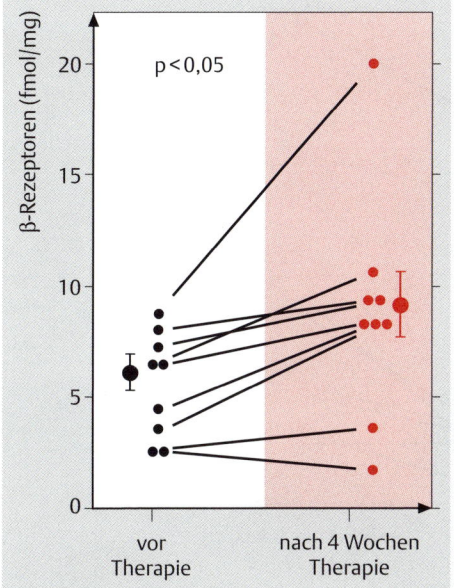

Abb. 68
Änderung der β-Rezeptorendichte nach Captopril oder Lisinopril (an Lymphozyten) (nach Horn et al., 1988)

Gelingt es, die sympathische Dauerstimulation bei Herzinsuffizienz zu hemmen, wirkt sich das offensichtlich auf das Rezeptorsystem positiv aus. Daten von Horn et al. [47] deuten in diese Richtung. Erstmals wurde in dieser Untersuchung an Patienten mit Herzinsuffizienz nachgewiesen, daß unter der Behandlung mit ACE-Hemmern (in diesem Falle Captopril und Lisinopril) die Zahl der β-Rezeptoren signifikant ansteigt (Abb. **68**). Die Rezeptorendichte wurde an Lymphozyten gemessen, es bestand aber in der gleichen Untersuchung eine enge Korrelation zwischen lymphozytären und kardialen β-Rezeptoren.

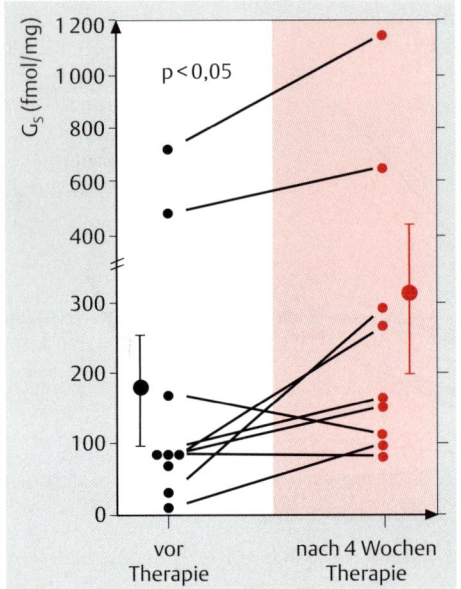

Abb. 69
Änderungen des stimulierenden Guanin-Nukleotid-bindenden Proteins (G_s) nach Captopril oder Lisinopril (an Lymphozyten) (nach Horn et al., 1988)

Nicht nur die β-Rezeptorenverarmung scheint unter dieser Therapie reversibel zu sein, sondern auch die Ansprechbarkeit des Rezeptorsystems wird wiederhergestellt, wie anhand des Verhaltens vom Kopplungsprotein zwischen Rezeptor und nachgeschaltetem Enzym, dem sog. G_s-Protein, gezeigt werden konnte. Nach 4wöchiger Behandlung mit ACE-Hemmern stieg die Konzentration des G_s-Proteins ebenfalls signifikant an (Abb. **69**).

Eine Dauerstimulation von sympathischem Nervensystem und Renin-Angiotensin-System hat auf die Prognose der Patienten mit Herzinsuffizienz negativen Einfluß. Folglich müßte eine Behandlung mit ACE-Hemmern, die neben der Vasodilatation diese beiden Systeme hemmen, einen über die reine Vasodilatation hinausgehenden positiven Effekt haben.

Die Ergebnisse der sog. CONSENSUS-I-Studie [89] weisen darauf hin, daß diese Hypothese gültig ist.

CONSENSUS-I-Studie

In diese Untersuchung wurden 253 Patienten mit Herzinsuffizienz im Stadium IV und Kardiomegalie eingeschlossen. Die Patienten wurden mit Digitalis, Diuretika und größtenteils auch mit Vasodilatatoren behandelt. Die Frage war, ob sich ein zusätzlicher Einsatz von Enalapril in einer Dosierung von 2,5–40 mg/d auf die Prognose der Patienten günstig auswirkt (Tab. 22).

Tab. 22 CONSENSUS-I-Studie
(Cooperative North Scandinavian Enalapril Survival Study)
(nach Swedberg et al., 1987)

253 Patienten (74 ♀, 179 ♂)
NYHA-Stadium IV und Kardiomegalie

Basistherapie	%	%
Digitalis	92	94
β-Blocker	4	2
Diuretika		
Furosemid (mittlere Dosis)	98 (210 mg)	98 (200 mg)
Spironolacton (mittlere Dosis)	50 (80 mg)	55 (80 mg)
andere Diuretika	14	10
Vasodilatatoren		
ISDN	47	45
Hydralazin	1	2
Prazosin	8	6
Antiarrhythmika	13	17
Antikoagulanzien	33	34
plus	**Enalapril** (2,5–40 mg) (mittlere Dosis 18,4 mg) n = 127	**Plazebo** n = 126

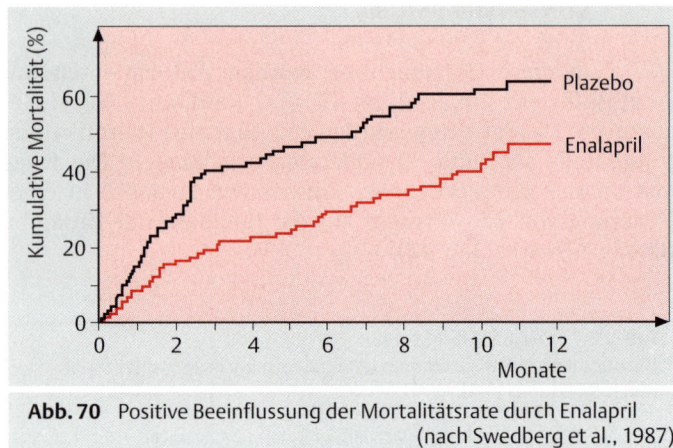

Abb. 70 Positive Beeinflussung der Mortalitätsrate durch Enalapril (nach Swedberg et al., 1987)

Nach 6 Monaten konnte die Mortalität dieser schwerkranken Patienten gegenüber Plazebo durch Enalapril von 44 auf 26%, nach einem Jahr von 52 auf 36% signifikant gesenkt werden (Abb. **70**).

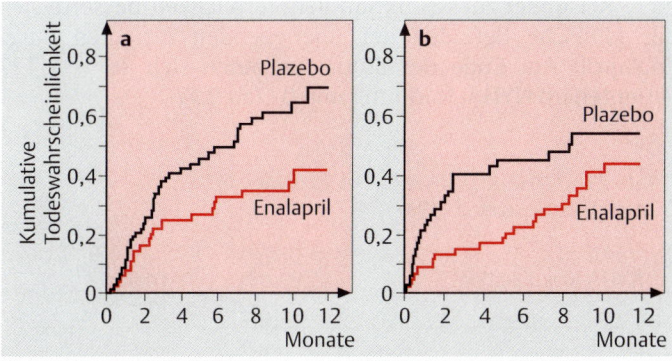

Abb. 71 Mortalitätsrate von Patienten ohne (**a**) und mit (**b**) Vasodilatatorbehandlung bei schwerer Herzinsuffizienz
(nach Swedberg et al., 1987)

Dieser positive Effekt von Enalapril war nicht nur bei den Patienten zu beobachten, die mit Digitalis und Diuretika behandelt worden waren (Abb. **71 a**), sondern auch bei denen, die zusätzlich Vasodilatatoren erhielten (Abb. **71 b**).

Parallel zur Reduktion der Sterblichkeit besserte sich das klinische Befinden der überlebenden Patienten unter Enalapril: Am Ende der Studie befanden sich 16 von 127 Patienten im NYHA-Stadium I und II (Tab. **23**).

Tab. 23 NYHA-Klassifikation bei Studienende (nach Swedberg et al., 1987)

NYHA-Klassifikation	Plazebo (n = 126)	Enalapril (n = 127)
I	0	3
II	2	13
III	25	38
IV	30	21
Patienten verstorben	68	50
unbekannt	1	2

Die Senkung der Mortalität war auf die Reduktion von Todesfällen kardialer Ursache zurückzuführen. Unter den kardialen Ursachen wurde wiederum nicht der plötzliche Herztod, sondern die durch das Fortschreiten der Herzinsuffizienz bedingte Todesrate signifikant gesenkt (Tab. 24).

Tab. 24 Todesursache (nach Swedberg et al., 1987)

	Plazebo (n = 126)	Enalapril (n = 127)	p-Wert
Tod aus kardialer Ursache	64	44	0,001
– Herztod innerhalb 24 h nach Symptombeginn	19	20	0,25
– plötzlicher Herztod innerhalb 1 h nach Symptombeginn	14	14	0,25
– Fortschreiten der Herzinsuffizienz	44	22	0,001
– Herztod anderer Ursache	1	2	
Apoplex	2		1
andere kardiovaskuläre Ursachen	2	4	
nichtkardialer Tod (perforiertes Ulkus)	0	1	
Gesamtmortalität	68	50	0,003

Studienabbrüche fanden sich unter Plazebo und unter Enalapril gleich häufig, ebenso wie Störungen der Nierenfunktion oder allergische Reaktionen. Hypotonien waren unter Enalapril häufiger zu beobachten; sie traten mit einer Anfangsdosis von 2 × 5 mg bei 4 von 34 Patienten auf, wurden nach Halbierung der Anfangsdosis aber nur noch bei 3 von 93 Patienten gesehen (Tab. 25).

Tab. 25 Gründe für Studienabbruch (nach Swedberg et al., 1987)

	Plazebo (n = 126)	Enalapril (n = 127)
Entscheidung des Patienten	6	5
Nebenwirkungen		
Hypotonie	0	7
		4 von 34 nach 2 × 5 mg
		3 von 93 nach 2 × 2,5 mg
Kreatininanstieg	4	6
Hautausschlag	1	1
Gewichtszunahme	1	0
Claudicatio	0	1
Übelkeit und Erbrechen	1	0
Photosensibilisierung, Geschmacksstörung, Husten	1	0
medizinische Gründe		
Aortenstenose	1	0
akuter Myokardinfarkt	1	1
schlechter klinischer Zustand	1	1
unbekannt	1	0
gesamt	18	22

SOLVD-Studie – Therapiearm

Die Frage, ob ACE-Hemmer auch bei Patienten mit milderen Formen der Herzinsuffizienz die Prognose günstig beeinflussen, wurde mit der kürzlich publizierten SOLVD-Studie (**S**tudies **O**f **L**eft **V**entricular **D**ysfunction) eindeutig beantwortet.

In dieser großangelegten, multizentrischen Studie wurde im sog. Therapiearm der Einfluß des ACE-Hemmers Enalapril auf die Mortalität von Patienten mit symptomatischer Herzinsuffizienz, im sog. Präventionsarm (siehe unten) die Wirkung des gleichen ACE-Hemmers auf die Prognose von Patienten mit asymptomatischer linksventrikulärer Dysfunktion untersucht.

Einschlußkriterien für den Therapiearm waren Patienten mit chronischer Herzinsuffizienz unterschiedlicher Ätiologie überwiegend im Stadium II und III und einer linksventrikulären EF $\leq 35\%$. Alle Patienten standen unter einer konventionellen Herzinsuffizienztherapie (Tab. **26**).

Tab. 26 SOLVD-Studie

Studies Of Left Ventricular Dysfunction

- Einschlußkriterien:
  – Patienten mit chronischer Herzinsuffizienz (90 % in Stadium II und III) und EF $\leq 35\%$ unter konventioneller Therapie
- Ziel:
  – Effekt von Enalapril (2,5–20 mg/d) gegenüber Plazebo auf die Mortalität

Ziel der Untersuchung war, den Effekt von Enalapril in einer Dosis von 2 × 2,5 bis 2 × 10 mg/d gegenüber Plazebo auf die Mortalität zu ermitteln.

Neben diesem primären Endpunkt waren als sekundäre Endpunkte die Hospitalisierungsrate, die Infarkthäufigkeit und der Tod aus nichtkardialer Ursache Gegenstand dieser Untersuchung. Der Beobachtungszeitraum erstreckte sich über 3 Jahre und betrug im Mittel 41,4 Monate.

In diese Untersuchung wurden 2569 Patienten eingeschlossen. 1285 erhielten Enalapril, 1284 Patienten Plazebo. Beide Gruppen wiesen eine vergleichbare Kardiomegalie und linksventrikuläre Ejektionsfraktion auf. 90% der Patienten in beiden Gruppen befanden sich im Stadium II und III der Herzinsuffizienz.

Die meisten Patienten waren mit Diuretika und Digitalis behandelt. Etwa die Hälfte der Patienten in beiden Gruppen erhielt zusätzlich Vasodilatatoren (Tab. **27**).

Tab. 27 SOLVD-Studie: Ausgangsdaten I und II

Ausgangsdaten I

	Plazebo (n = 1284)	Enalapril (n = 1285)
	Mittelwert	
Alter	61,0	60,7
EF (%)	24,0	24,8
Herz-Thorax-Quotient > 0,50	55,6	57,6
NYHA-Stadium		
I	10,5	11,4
II	56,6	56,8
III	30,7	30,1
IV	1,9	1,5

Ausgangsdaten II

	Plazebo (n = 1284)	Enalapril (n = 1285)
	Mittelwert	
medikamentöse Therapie		
Digitalis	68,2	65,7
Diuretika	85,3	85,6
Vasodilatatoren	52,4	49,7
Antiarrhythmika	20,8	22,8
β-Blocker	7,0	8,3
Kalziumantagonisten	32,4	29,4
Antikoagulanzien	15,9	15,8

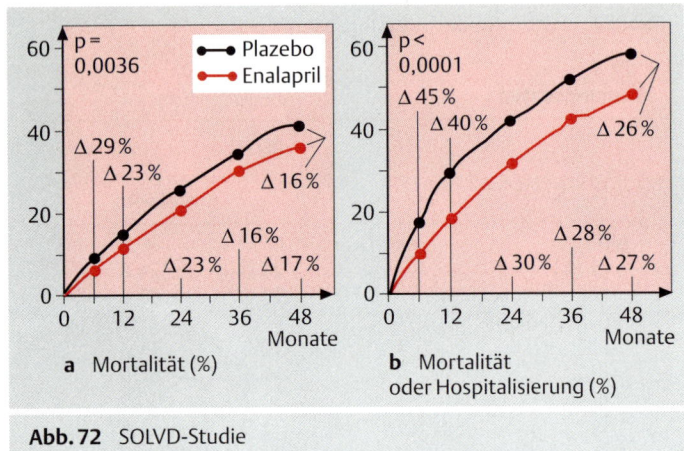

Abb. 72 SOLVD-Studie

Die Mortalität der Patienten konnte über den Beobachtungszeitraum von 4 Jahren um 16 % gesenkt werden, der Unterschied gegenüber Plazebo war statistisch signifikant (Abb. **72 a**).

Betrachtet man die Zielgrößen Mortalität und Notwendigkeit der Hospitalisierung, findet sich ebenfalls ein hochsignifikanter Unterschied zugunsten von Enalapril (Abb. **72 b**).

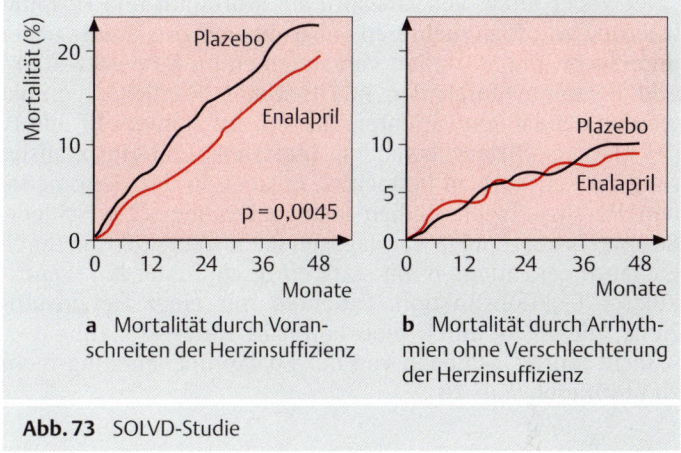

Abb. 73 SOLVD-Studie

Wie in der CONSENSUS-I-Studie war die Senkung der Mortalität auf die Reduktion von Todesfällen aus kardialer Ursache zurückzuführen, genauer darauf, daß die durch das Fortschreiten der Herzinsuffizienz bedingte Todesrate signifikant gesenkt werden konnte (Abb. **73 a**).

Dagegen war der Tod durch Arrhythmien, ohne daß diesen eine Verschlechterung der Herzinsuffizienz vorausgegangen war, in beiden Gruppen gleich häufig (Abb. **73 b**).

Der Effekt von Enalapril auf Mortalität und Hospitalisierung wurde in mehreren Subgruppen dieser Studie näher untersucht. Die Mortalität von Patienten im NYHA-Stadium I und II konnte durch den ACE-Hemmer deutlicher gesenkt werden als die von Patienten, die sich im Stadium III und IV der Herzinsuffizienz befanden. Mortalität und Hospitalisierungsrate zusammen betrachtet, ergaben in den verschiedenen Herzinsuffizienzstadien keine relevanten Unterschiede. Besonders ausgeprägt war dagegen die Risikoreduktion durch Enalapril bei Patienten mit stark eingeschränkter linksventrikulärer Ejektionsfraktion. Patienten mit einer Herzinsuffizienz, die nicht durch eine koronare Herzerkrankung verursacht wurde, schienen von der Enalaprilbehandlung mehr zu profitieren (Tab. **28**).

Tab. 28 SOLVD-Studie

a Subgruppenanalyse I

Risikoreduktion Enalapril versus Plazebo

	Tod (%)	Tod oder Hospitalisierung (%)
NYHA-Stadium		
I	15	27
II	18	25
III	10	26
IV	−9	23
Gesamtrisikoreduktion	16	26

b Subgruppenanalyse II

Risikoreduktion Enalapril versus Plazebo

	Tod %	Tod oder Hospitalisierung (%)
EF (%)		
6–22	24	35
23–29	24	30
30–35	−7	12
Ursachen der Herzinsuffizienz		
KHK	12	25
andere oder unbekannt	27	29

Interessant war in dieser Untersuchung die Beziehung zwischen den neuroendokrinen Veränderungen und der Mortalität. Bei Patienten mit Noradrenalinwerten über 300 pg/ml betrug das Sterberisiko beispielsweise nach 1 Jahr das 1,25fache gegenüber Patienten mit niedrigeren Plasmakonzentrationen, bei einer Erhöhung der Plasma-Renin-Aktivität über 10 ng/ml/h das 1,3fache, bei einer ADH-Erhöhung über 2 pg/ml das 1,28fache. Die eindeutigste Diskriminierung gelang aber bei Betrachtung des atrialen natriuretischen Peptids. Ein Anstieg über 100 pg/ml war gegenüber Patienten mit niedrigeren ANP-Werten nach einem Jahr fast mit einem doppelt so hohen Sterberisiko verbunden. Diese Daten bestätigen – erstmals an einem großen Patientengut gemeinsam erhoben – auf eindrückliche Weise den Einfluß der neurohumoralen Gegenregulation auf die Prognose herzinsuffizienter Patienten (Tab. **29**).

Tab. 29 SOLVD-Studie: Beziehung zwischen neuroendokrinen Veränderungen und Mortalität

	Anstieg	Sterberisiko nach 1 Jahr
Noradrenalin	300 pg/ml	1,25*
Renin	10 ng/ml/h	1,30**
ADH	2 pg/ml	1,28**
ANP	100 pg/ml	1,91***

* p = 0,03; ** p = 0,006; *** p = 0,0001

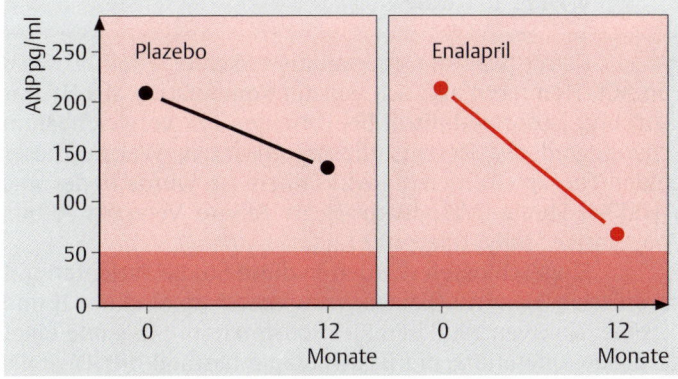

Abb. 74 SOLVD-Studie: Effekt von Enalapril auf ANP nach 1jähriger Behandlung

Für das Verständnis der Mechanismen, mit denen der ACE-Hemmer seine positive Wirkung entfaltet, dürfte die Beobachtung von Bedeutung sein, daß das atriale natriuretische Peptid nach einjähriger Enalaprilbehandlung – nicht jedoch in der Plazebogruppe – nahezu in den Normbereich abfiel (Abb. **74**).

> **Mit der SOLVD-Studie konnte demnach erstmals eindeutig gezeigt werden, daß bei Patienten mit leichteren und mäßigen Formen der Herzinsuffizienz der ACE-Hemmer die Prognose günstig beeinflußt. Durch Behandlung von 1000 Patienten mit Herzinsuffizienz im NYHA-Stadium II und III mit einem ACE-Hemmer über 3 Jahre werden 50 Todesfälle und 350 Hospitalisierungen verhütet.**

V-HEFT-II-Studie

Damit war der mortalitätssenkende Effekt sowohl von ACE-Hemmern als auch von der Kombination aus Hydralazin und Isosorbiddinitrat bei Patienten mit vergleichbarem Schweregrad der Herzinsuffizienz erwiesen. Welche dieser beiden Therapieformen die wirksamere ist, wurde in der sog. V-HEFT-II-Studie (Vasodilator-Heart Failure Veterans Affairs Cooperative Study) überprüft [20].

Eingeschlossen wurden in diese Studie Patienten mit chronischer Herzinsuffizienz, vorwiegend im Stadium II und III, einer linksventrikulären Ejektionsfraktion < 45 % und einer kardialen Dilatation; die Basistherapie bestand aus Digitalis und Diuretika. Ziel der Untersuchung war, den Effekt von 20 mg/d Enalapril gegenüber der Kombination aus 300 mg/d Hydralazin plus 160 mg/d Isosorbiddinitrat auf die Mortalität zu überprüfen. Der Beobachtungszeitraum betrug im Mittel 2,5 Jahre mit einer Spannbreite zwischen 6 Monaten und 5,7 Jahren; als sekundäre Endpunkte wurden die Belastungstoleranz und die Ejektionsfraktion untersucht (Tab. **30**).

Tab. 30 V-HEFT-II-Studie

Vasodilator-Heart Failure Veterans Affairs Cooperative Study Group

- Einschlußkriterien:
  – Patienten mit chronischer Herzinsuffizienz (~ 95 % in Stadium II und III) und EF < 45 % Herz-Thorax-Quotient ≥ 0,05 unter Digitalis und Diuretika
- Ziel:
  – Effekt von Enalapril (20 mg/d) gegenüber Hydralazin (300 mg/d) plus ISDN (160 mg/d) auf Mortalität

In die Studie wurden 804 Patienten einbezogen, von denen 403 Patienten mit Enalapril, 401 Patienten mit der Kombination Hydralazin/Isosorbiddinitrat behandelt wurden. Hinsichtlich des Alters und des Ausmaßes der linksventrikulären Funktionsstörung sowie der kardialen Dilatation gab es zwischen beiden Gruppen keine Unterschiede. 95% der Patienten in beiden Gruppen befanden sich im NYHA-Stadium II und III (Tab. **31**).

Tab. 31 V-HEFT-II-Studie: Ausgangsdaten

	Enalapril (n = 403)	Hydralazin-ISDN (n = 401)
	Mittelwert	
Alter (Jahre)	60,6	60,5
EF (%)	28,6	29,4
Herz-Thorax-Quotient	0,527	0,530
NYHA-Stadium I	6,0	5,5
II	49,6	52,4
III	44,2	41,6
IV	0,2	0,5

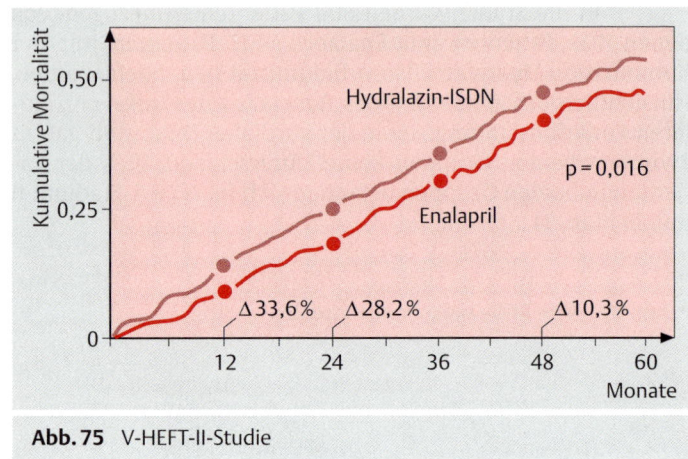

Abb. 75 V-HEFT-II-Studie

Die Mortalitätskurve der Patientengruppe, die mit Hydralazin/ISDN behandelt wurde, verläuft ganz ähnlich der der V-HEFT-I-Studie, so daß bei fehlender Kontrollgruppe in dieser Untersuchung von einem positiven Effekt dieser Medikamentenkombination ausgegangen werden kann. Im Vergleich zu dieser Therapie konnte mit Enalapril die Mortalität weiter signifikant gesenkt werden, wobei der Effekt in den ersten 2 Jahren besonders ausgeprägt war (Abb. **75**).

Die Mortalitätsunterschiede zwischen beiden Gruppen waren darauf zurückzuführen, daß der plötzliche Herztod sowohl ohne als auch mit vorausgegangener Verschlechterung der Herzinsuffizienz in der Hydralazin/Isosorbiddinitratgruppe häufiger vorkam, während sich in der Todesrate durch Pumpversagen keine Unterschiede fanden (Tab. **32**).

Tab. 32 V-HEFT-II-Studie: Todesursachen

	kumulative Mortalität (%)		
	Enalapril	Hydralazin ISDN	p
kardiale Todesursachen			
plötzlich, ohne Vorzeichen	16	25	0,015
plötzlich, mit Vorzeichen	7	12	0,032
durch Pumpversagen	23	19	0,44
andere kardiale Ursachen	–	–	–
nichtkardiale Ursachen	11	9	0,63

Bei Patienten mit schwerer Herzinsuffizienz war die Mortalität in beiden Behandlungsgruppen ähnlich, bei leichter Herzinsuffizienz lag sie jedoch in der Hydralazin/ISDN-Gruppe deutlich höher. Nach diesen Befunden könnte die Behandlung leichter Herzinsuffizienzformen mit Hydralazin/ISDN die Rate an plötzlichen Herztodesfällen steigern. Eine Erklärung hierfür läge in der durch die Vasodilatation gerade bei milder Herzinsuffizienz induzierten neurohumoralen Gegenregulation, die unter ACE-Hemmern nicht zu beobachten ist. Belegen läßt sich diese Hypothese allerdings wegen des Fehlens einer Kontrollgruppe in der V-HEFT-II-Studie nicht (Tab. 33).

Bei Patienten mit einer Herzinsuffizienz nichtkoronarer Ursache senkte der ACE-Hemmer die Mortalität offensichtlich ausgeprägter als die Kombination aus Hydralazin/ISDN, wenngleich dieser Unterschied statistisch nicht signifikant war.

Tab. 33 V-HEFT-II-Studie: Mortalität in Abhängigkeit von KHK und NYHA-Stadium

	jährliche Mortalitätsrate (%)	
	Enalapril	Hydralazin-ISDN
KHK		
nein	10,7	12,6
ja	14,1	14,3
NYHA-Stadium		
I	8,2	14,9
II	8,2	11,9
III oder IV	16,5	16,8

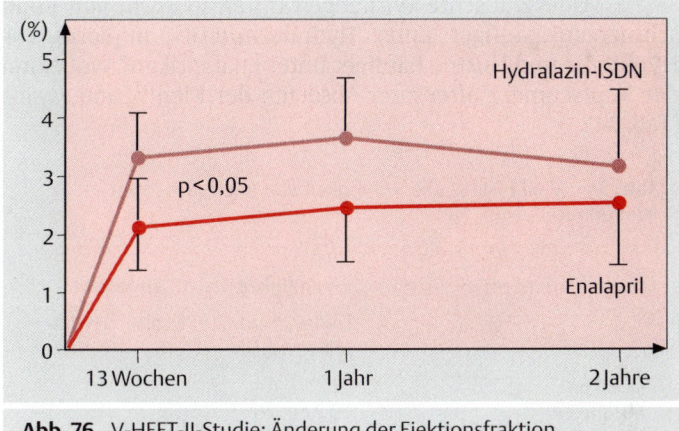

Abb. 76 V-HEFT-II-Studie: Änderung der Ejektionsfraktion

Die linksventrikuläre Ejektionsfraktion konnte in beiden Gruppen, durch Hydralazin/ISDN aber signifikant ausgeprägter gesteigert werden (Abb. **76**). Möglicherweise ist die Kombination eines ACE-Hemmers mit Hydralazin/ISDN in dieser Hinsicht und im Hinblick auf die Reduktion der Mortalität einer alleinigen ACE-Hemmertherapie überlegen. Diese Fragestellung ist Gegenstand der bereits begonnenen V-HEFT-III-Studie.

Unerwünschte Wirkungen traten in Form von Kopfschmerzen häufiger unter Hydralazin/ISDN, in Form von Hypotonie und Husten häufiger unter Enalapril auf, wobei nur der Kopfschmerz öfter zum Absetzen der Medikation zwang (Tab. 34).

Tab. 34 V-HEFT-II-Studie: Häufigkeit von unerwünschten Wirkungen

(% der Patienten)	Häufigkeit		abgesetzt	
	Enalapril	Hydral.-ISDN	Enalapril	Hydral.-ISDN
Übelkeit	52	44	7	10
Müdigkeit	79	76	14	16
Kopfschmerz	54	73*	7	21*
Palpitationen	46	51	2	5
symptomatische Hypotension	28*	20	5	4
Geschmacksstörung	28	28	5	3
Gelenkschmerz	65	63	4	6
Exanthem	33	31	2	3
Husten	37*	29	1	1

* Dieser Wert war signifikant höher als der vergleichbare Wert bei der anderen Therapie (p < 0,05)

> Zum Einfluß von Vasodilatatoren auf die Prognose von Patienten mit symptomatischer Herzinsuffizienz läßt sich zusammenfassen: Eine Vasodilatation bessert die Prognose der Patienten. Die zusätzliche Hemmung des RAA- und des sympathischen Nervensystems durch ACE-Hemmer hat einen über die reine Vasodilatation hinausgehenden günstigen Effekt. Noch ungeklärt ist, ob die Therapie leichter Formen der Herzinsuffizienz mit Hydralazin/ISDN die Rate an plötzlichen Herztodesfällen steigert; ebenso bleibt offen, ob eine kombinierte Behandlung mit einem ACE-Hemmer und Hydralazin/ISDN einer alleinigen ACE-Hemmertherapie überlegen ist.

**Protektiver Effekt
von ACE-Hemmern**

Protektiver Effekt von ACE-Hemmern – Behandlung in der Frühphase nach Myokardinfarkt

Die bisher vorgestellten Untersuchungen haben gezeigt, daß ACE-Hemmer bei Patienten mit symptomatischer Herzinsuffizienz die Mortalität und die Hospitalisierungsrate senken sowie die klinische Symptomatik bessern. Mortalität und Morbidität dieser Patienten sind aber auch unter einer ACE-Hemmerbehandlung immer noch ausgesprochen hoch. Es liegt demnach die Frage nahe, ob nicht durch einen frühzeitigeren Einsatz von ACE-Hemmern – noch vor Auftreten von Symptomen – die Entwicklung einer Herzinsuffizienz mit all ihren Folgen gebremst werden kann.

Ein Modell, mit dem ein protektiver Effekt von ACE-Hemmern überprüft werden kann, bietet das frisch infarzierte Herz. Nach dem Ergebnis der Framingham-Studie haben Patienten, die einen Myokardinfarkt überleben, gegenüber Gesunden ein 7–10fach höheres Risiko, in den folgenden Jahren eine symptomatische Herzinsuffizienz zu entwickeln [49]. Die Herzgröße nach Myokardinfarkt, insbesondere das linksventrikuläre endsystolische Volumen, ist ein wichtiger Indikator für die Prognose des Patienten in der Postinfarktphase [100]. Ein angiographisch gemessener Anstieg des linksventrikulären endsystolischen Volumens von normal 55 auf 75 ml ist beispielsweise mit einer 2,5fach höheren Mortalität, ein Anstieg auf 125 ml mit einer 5fach höheren Mortalität im ersten Jahr nach Infarkt verbunden.

Dieser Prozeß der kardialen Dilatation nach Infarkt kann in 3 verschiedene Phasen eingeteilt werden.

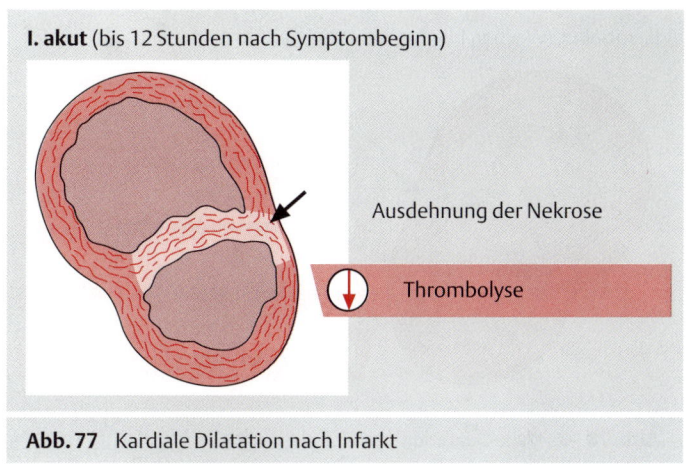

Abb. 77 Kardiale Dilatation nach Infarkt

In der Akutphase ist die Dilatation von der Ausdehnung der Herzmuskelnekrose, die durch den akuten Koronararterienverschluß entsteht, bestimmt. Eine Reduktion der Infarktgröße durch frühzeitige Thrombolyse ist in dieser Phase die effektivste Maßnahme, um eine kardiale Dilatation im weiteren Verlauf zu verhindern (Abb. **77**).

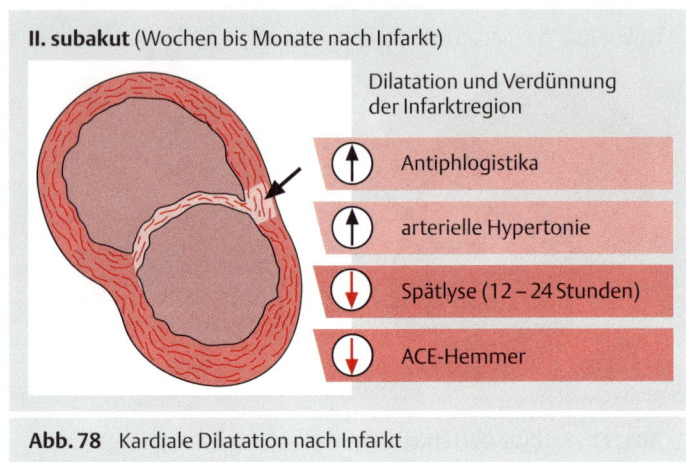

Abb. 78 Kardiale Dilatation nach Infarkt

Im subakuten Stadium, das sich über Wochen bis Monate erstreckt, findet der Umbau von der Myokardnekrose zur Infarktnarbe statt. Hier kann es durch verschiedene Einflüsse zu einer weiteren Ausdehnung der Infarktregion durch Dilatation und Verdünnung derselben kommen, etwa durch die Gabe von Antiphlogistika, die den Infarktheilungsprozeß stören [44,60], oder durch einen unzureichend behandelten arteriellen Hypertonus. Dieser Prozeß kann offensichtlich durch eine Spätthrombolyse und durch die Behandlung mit einem ACE-Hemmer gebremst bzw. verhindert werden (Abb. **78**).

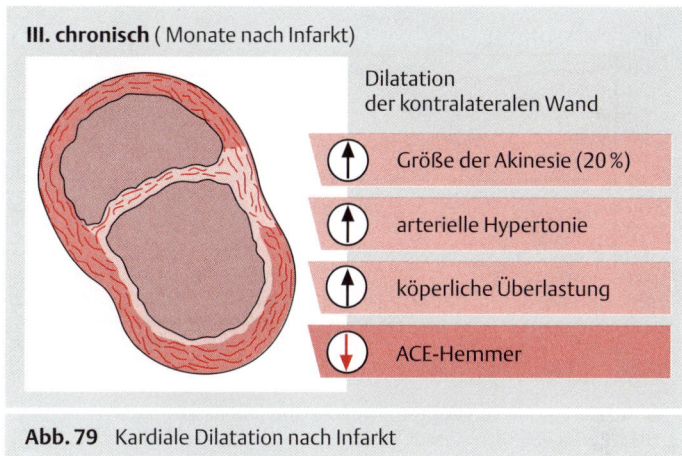

Abb. 79 Kardiale Dilatation nach Infarkt

In der chronischen Infarktphase wird die Vergrößerung der linken Herzkammer durch die Dilatation der kontralateralen Wand bewirkt [32]. Hierzu muß eine gewisse Infarktgröße überschritten sein; sie liegt bei etwa 20% der linksventrikulären Zirkumferenz. Begünstigt wird dieser Prozeß wiederum durch einen unzureichend eingestellten arteriellen Hypertonus oder durch eine körperliche Überlastung der Patienten nach großem transmuralen Infarkt. Gebremst werden kann dieser Prozeß durch den Einsatz von ACE-Hemmern (Abb. **79**).

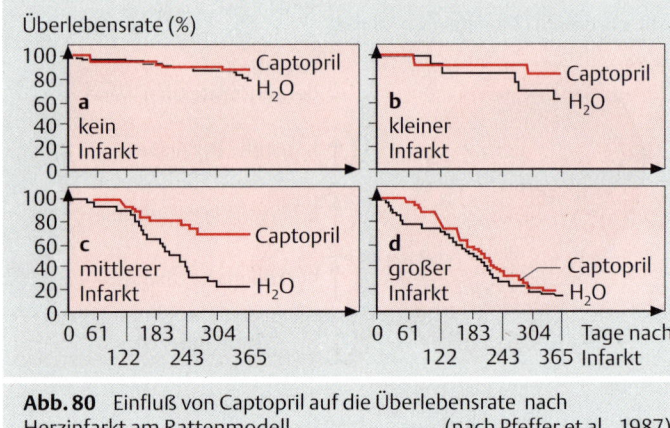

Abb. 80 Einfluß von Captopril auf die Überlebensrate nach Herzinfarkt am Rattenmodell (nach Pfeffer et al., 1987)

Erste Befunde zur Wirkung von ACE-Hemmern in der Postinfarktphase wurden aus einer tierexperimentellen Studie von Frau Pfeffer et al. [77] erhalten. Sie untersuchten Ratten in der Postinfarktphase. Gegenüber Plazebo konnte mit der Fütterung von Captopril (CAP) in der Gruppe der Ratten mit einem mittelgroßen Infarkt die 1-Jahres-Überlebensrate signifikant gesteigert werden (Abb. **80**).

Dieser interessante experimentelle Befund war Ausgangspunkt für 2 klinische Untersuchungen: Herr Pfeffer [76] untersuchte an 59 Patienten mit Vorderwand-Erstinfarkt ohne manifeste Herzinsuffizienz (deren radionuklidventrikulographisch gemessene EF unter 45% lag) den Effekt von Captopril auf den kardialen Dilatationsprozeß. 12–31 Tage nach dem Infarktereignis wurden die Patienten in 2 Gruppen randomisiert: Die einen erhielten Plazebo, die anderen 3 × 25 mg/d Captopril (Tab. **35**).

Tab. 35 Effekt von Captopril auf die progrediente kardiale Dilatation nach Vorderwandinfarkt (nach Pfeffer et al., 1988)

59 Patienten
mit Vorderwand-Erstinfarkt ohne manifeste Herzinsuffizienz
und RNV-EF ≤ 45%

12–31 Tage nach Infarkt Randomisierung

Plazebo 29 Patienten   Captopril (3 × 25 mg) 30 Patienten

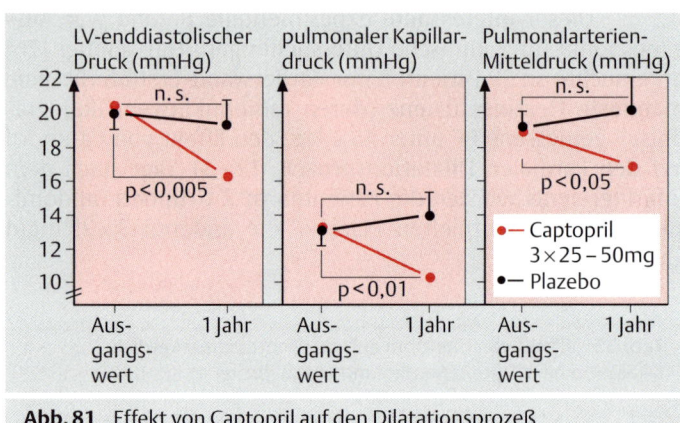

Abb. 81 Effekt von Captopril auf den Dilatationsprozeß
(nach Pfeffer et al., 1988)

Nach einer einjährigen Beobachtungszeit waren in der Captoprilgruppe der linksventrikuläre enddiastolische Druck, der pulmonale Kapillardruck und auch der mittlere arterielle Pulmonalarteriendruck signifikant gesenkt (Abb. **81**).

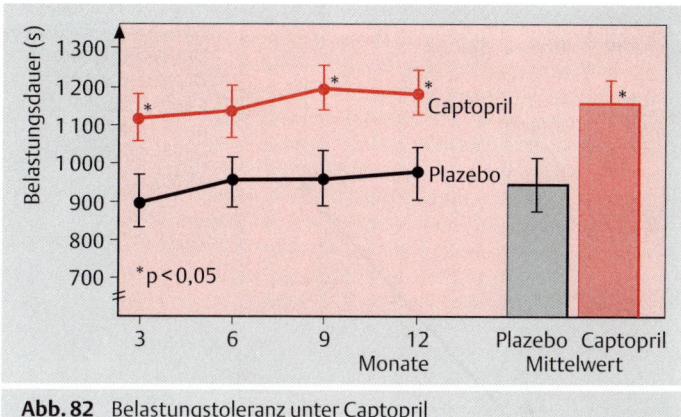

Abb. 82 Belastungstoleranz unter Captopril
(nach Pfeffer et al., 1988)

Ebenfalls fand sich über den gesamten Zeitraum von 12 Monaten in der Captoprilgruppe im Vergleich zu der Plazebogruppe eine gesteigerte Belastungstoleranz der Patienten (Abb. **82**).

Pfeffer et al. verglichen weiterhin 2 Patientengruppen miteinander: die erste wies einen Myokardinfarkt auf, bei dem weniger als 30 % der linksventrikulären Zirkumferenz akinetisch oder dyskinetisch war, die zweite dagegen wies große Infarkte auf, deren Akinesiegebiet größer war als 30 % der Zirkumferenz.

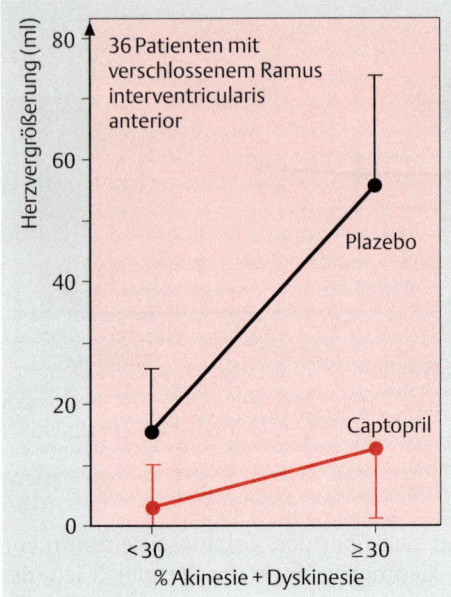

Abb. 83
Linksventrikuläre Dilatation unter Captopril und Plazebo nach 1 Jahr (nach Pfeffer et al., 1988)

Während unter Plazebo die Gruppe mit großem Infarkt eine deutliche linksventrikuläre Dilatation aufwies, konnte die Herzvergrößerung durch die Gabe von Captopril verhindert werden (Abb. **83**).

Auch Sharpe et al. [84] untersuchten Patienten mit asymptomatischer Ventrikelfunktionsstörung nach Infarkt. In dieser Untersuchung wurde allerdings der Effekt von Captopril nicht nur gegen Plazebo, sondern auch gegen eine Behandlung mit Furosemid verglichen. Alle Patienten wiesen eine pathologische Ejektionsfraktion auf, auch die übrigen Patientendaten waren in den einzelnen Gruppen miteinander vergleichbar (Tab. 36).

Tab. 36 Untersuchung von Patienten mit asymptomatischer Ventrikelfunktionsstörung nach Herzinfarkt (nach Sharpe et al., 1988)

	Patientenausgangsdaten		
	Captopril n = 20	Furosemid n = 20	Plazebo n = 20
Alter (Jahre)	38–74	32–74	31–72
Mittelwert (SD)	59 (9)	57 (11)	53 (10)
Geschlecht ♀	1	2	1
♂	19	18	19
Infarktlokalisation			
Vorderwand	11	16	12
Hinterwand	9	4	8
max. CK (U/l) (SD)	2368 (1119)	2629 (2051)	2039 (1055)
Behandlungsbeginn nach Infarkt in Tagen (SD)	9 (4)	9 (3)	9 (4)
LVEDVI (ml/m^2) (SE)	81,2 (3,6)	74,8 (2,5)	76,1 (2,9)
LVESVI (ml/m^2) (SE)	52.2 (3,0)	44,9 (1,9)	47,5 (2,3)
SVI (ml/m^2) (SE)	29,0 (1,1)	29,9 (1,1)	28,6 (1,1)
EF (%) (SE)	36,3 (1,2)	39,9 (1,2)	37,9 (1,2)

EF = Ejektionsfraktion
LVEDVI = Linksventrikulärer enddiastolischer Volumenindex
LVESVI = Linksventrikulärer endsystolischer Volumenindex
SVI = Schlagvolumenindex

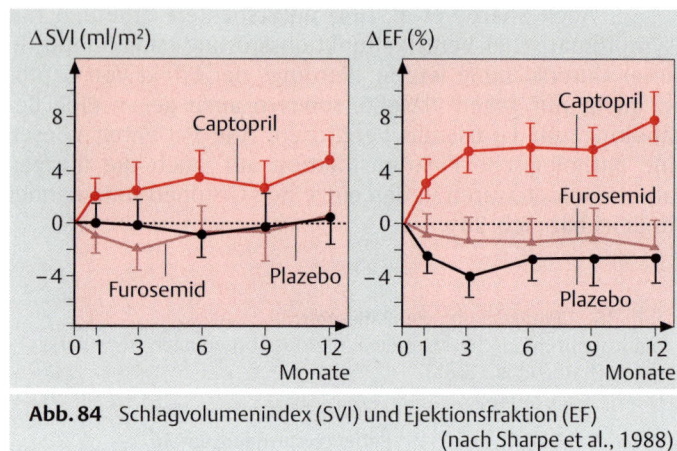

Abb. 84 Schlagvolumenindex (SVI) und Ejektionsfraktion (EF) (nach Sharpe et al., 1988)

Zunächst zu den systolischen Funktionsparametern: Sowohl der Schlagvolumenindex (SVI) als auch die Ejektionsfraktion (EF) konnten unter Captopril gegenüber Plazebo gesteigert werden. Furosemid hatte auf beide systolische Funktionsparameter keinen signifikanten Einfluß (Abb. **84**).

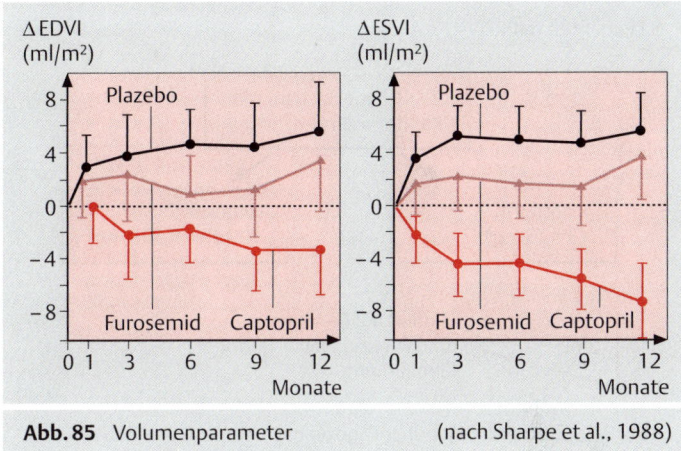

Abb. 85 Volumenparameter (nach Sharpe et al., 1988)

Der enddiastolische (EDVI) wie auch der endsystolische Volumenindex (ESVI) waren unter Captopril, nicht aber unter Furosemid und Plazebo, signifikant gesenkt. Die kardiale Dilatation konnte demnach durch Captopril nicht nur aufgehalten, sondern sogar in geringem Ausmaß rückgängig gemacht werden (Abb. **85**).

In einer anderen Studie verglichen Bonaduce et al. den Effekt von Captopril mit dem von Digitalis auf die kardiale Dilatation und Funktion nach durchgemachtem Vorderwandinfarkt [6].

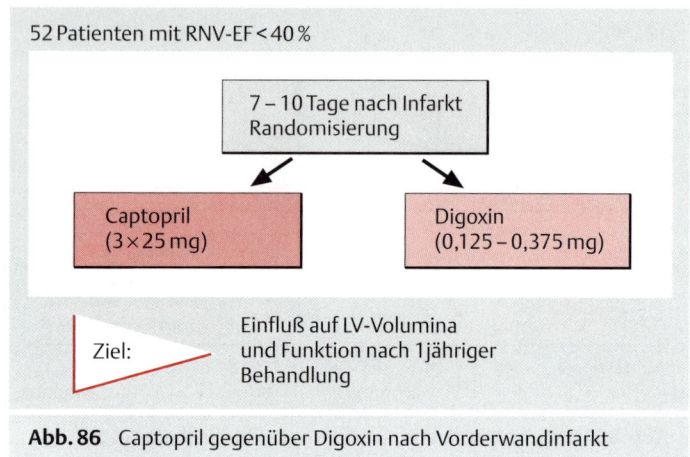

Abb. 86 Captopril gegenüber Digoxin nach Vorderwandinfarkt

Eingeschlossen in diese Untersuchung wurden 52 Patienten mit einer radionuklidventrikulographisch gemessenen EF < 40%. 7 – 10 Tage nach Infarkt wurden die Patienten in 2 Gruppen randomisiert, eine wurde mit 3 × 25 mg/d Captopril behandelt, die andere mit 0,125 – 0,375 mg/d Digoxin. Ziel der Untersuchung war der Einfluß einer 1jährigen Therapie auf die linksventrikulären Volumina und die linksventrikuläre Funktion (Abb. **86**).

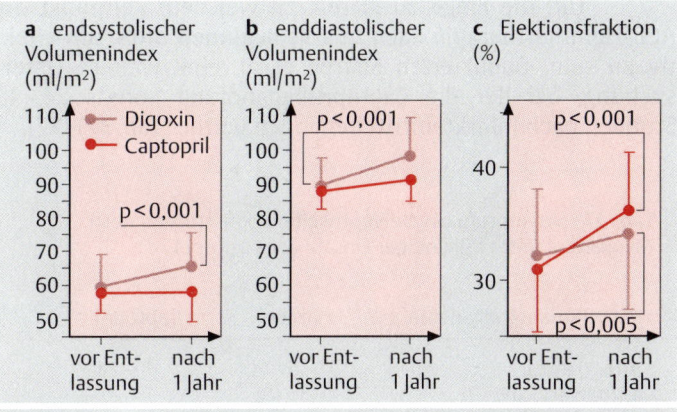

Abb. 87 Captopril gegenüber Digoxin nach Vorderwandinfarkt

Der endsystolische sowie der enddiastolische Volumenindex waren 1 Jahr nach Behandlung mit Captopril gegenüber Digoxin signifikant niedriger. Eine Steigerung der EF war in beiden Gruppen zu beobachten, wenngleich sie in der Captoprilgruppe ausgeprägter ausfiel (Abb. **87 a–c**).

> **Nach diesen Daten gelingt es also mit einem ACE-Hemmer, nicht jedoch mit einem Diuretikum oder mit Digitalis, den Prozeß der kardialen Dilatation nach durchgemachtem Myokardinfarkt zu verhindern.**

Um die Frage zu klären, zu welchem Zeitpunkt die ACE-Hemmertherapie nach Infarkt beginnen muß, um effektiv zu sein, publizierten Sharpe et al. eine weitere Untersuchung, bei der die Captoprilbehandlung bereits 24–48 Stunden nach Infarkteintritt begonnen wurde (Tab. 37) [27].

Tab. 37 Asymptomatische Ventrikelfunktionsstörung nach Myokardinfarkt – frühzeitiger Einsatz von Captopril

Patientenausgangsdaten	Plazebo	Captopril
Alter (Jahre)	35–74	40–74
Mittelwert (SD)	56 (9)	59 (8)
Geschlecht ♀	8	9
♂	42	41
Infarktlokalisation		
Vorderwand	26	26
Hinterwand	24	24
max. CK (U/l) (SD)	2598 (1376)	2368 (1265)
Behandlungsbeginn	24–48 Std	24–48 Std
LVEDVI (ml/m^2) (SD)	68,4 (18,2)	73,3 (16,5)
LVESVI (ml/m^2) (SD)	40,4 (13,1)	44,2 (12,2)
SVI (ml/m^2) (SD)	27,9 (7,5)	29,1 (7,4)
EF (%) (SD)	41,1 (6,4)	40,2 (7,0)

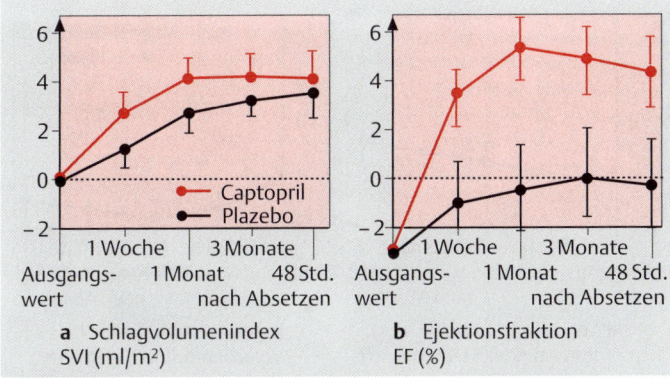

Abb. 88 Asymptomatische Ventrikelfunktionsstörung nach Myokardinfarkt – frühzeitiger Einsatz von Captopril

Der Effekt auf die systolischen Funktionsparameter Schlagvolumenindex und Ejektionsfraktion war bereits eine Woche nach Behandlungsbeginn deutlich nachweisbar und hielt nach 3monatiger Therapie – auch 2 Tage nach Absetzen der Behandlung – an (Abb. **88 a, b**).

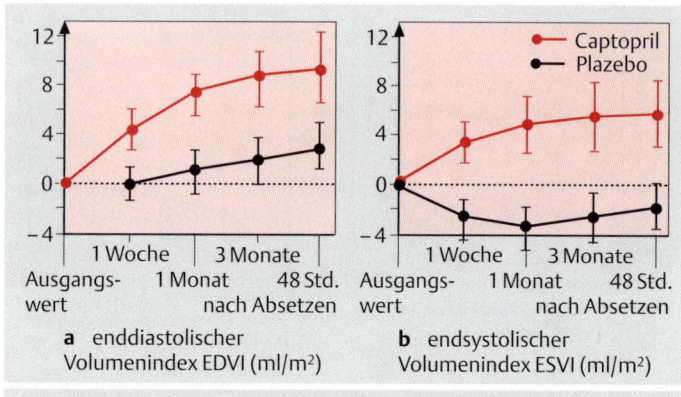

Abb. 89 Asymptomatische Ventrikelfunktionsstörung nach Myokardinfarkt – frühzeitiger Einsatz von Captopril

Ähnliches gilt für den enddiastolischen und endsystolischen Volumenindex. Auch hier waren die Captoprileffekte frühzeitig nachweisbar und hielten ebenfalls 48 Stunden nach Absetzen einer 3monatigen Therapie an (Abb. **89 a, b**).

Vergleicht man die Daten dreier von Sharpe et al. zu verschiedenen Zeitpunkten behandelten Patientengruppen, kommt man zu folgendem Ergebnis: Bei Therapiebeginn 24–48 Stunden nach Infarkt ist die ventrikuläre Dilatation erwartungsgemäß noch nicht so vorangeschritten wie 8–9 Tage nach Infarkt. Nach 3monatiger Captopriltherapie erreichen die Patienten, bei denen die Behandlung erst 8–9 Tage nach Infarkteintritt beginnt, zwar einen ähnlichen Schlagvolumenindex wie die frühzeitiger behandelte Gruppe, die linke Herzkammer kann jedoch nicht auf die Größe reduziert werden, wie sie 24–48 Stunden nach Infarkt bestand.

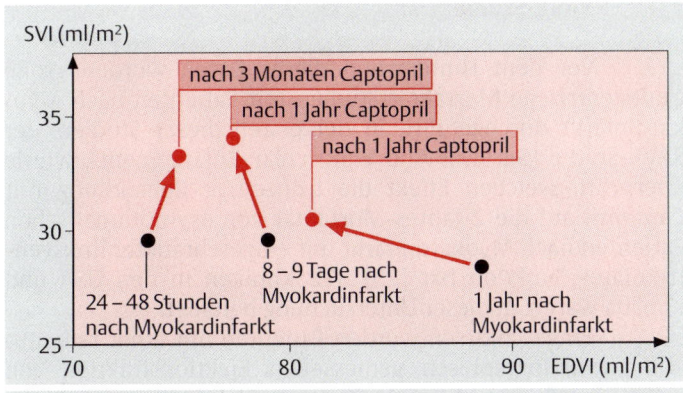

Abb. 90 Einfluß von ACE-Hemmern auf Schlagvolumenindex und enddiastolischer Index nach Infarkt (nach Sharpe et al.)

Patienten, bei denen die Captopriltherapie erst ein Jahr nach Infarkteintritt beginnt, weisen eine noch stärkere Einschränkung der systolischen Funktion und eine ausgeprägtere kardiale Dilatation auf. Beide Parameter können durch die Captoprilbehandlung verbessert werden. Die Werte der beiden frühzeitiger behandelten Gruppen werden jedoch auch nach 1jähriger Therapie nicht erreicht (Abb. **90**).

> Aus diesen Daten kann schlußgefolgert werden, daß eine orale ACE-Hemmertherapie nach großem transmuralen Infarkt die systolische Ventrikelfunktion verbessert, die kardiale Dilatation verhindert und offensichtlich am effektivsten ist, wenn sie in den ersten Tagen nach Infarkt begonnen wird.

SAVE-Studie

Vor dem Hintergrund dieser Daten wurden große multizentrische Mortalitätsstudien mit Patienten nach Myokardinfarkt durchgeführt. In der ersten dieser Studien, der SAVE-Studie (**S**urvival **A**nd **V**entricular **E**nlargement), wurde überprüft, welchen Effekt die frühzeitige Behandlung mit Captopril auf die 2-Jahres-Mortalität von asymptomatischen Patienten nach Myokardinfarkt mit eingeschränkter linksventrikulärer Funktion hat [75]. 112 Kliniken in den USA und Kanada waren an dieser Untersuchung beteiligt.

Eingeschlossen wurden Patienten mit einer radionuklidventrikulographisch gemessenen Ejektionsfraktion von ≤ 40%. 3–16, im Mittel 11 Tage nach Infarkt wurden die Patienten randomisiert. Von den 2231 eingeschlossenen Patienten erhielten 1115 Patienten Captopril, wobei die Zieldosis von 3 × 50 mg/d bei 78% der Patienten erreicht wurde, die andere Gruppe erhielt Plazebo. Der Beobachtungszeitraum erstreckte sich über 2–5 Jahre und betrug im Mittel 3,6 Jahre (Tab. 38).

Tab. 38 SAVE-Studie: Survival And Ventricular Enlargement: Patientengut

- Patienten mit Herzinfarkt ohne manifeste Herzinsuffizienz und RNV-EF ≤ 40 %

- 3–16 Tage (Mittel: 11 Tage) nach Infarkt Randomisierung in:
  – Captopril (3 × 50 mg/d)   1115 Patienten
  – Plazebo   1116 Patienten

- Beobachtungszeitraum:
  2–5 Jahre (Mittel 3,6 Jahre)

Ziel der Untersuchung war, die Wirkung von Captopril auf die Gesamtmortalität sowie auf die kardiovaskuläre Mortalität dieser Patienten zu überprüfen. Ferner wurde untersucht, wie häufig in jeder Gruppe eine Verschlechterung der linksventrikulären Funktion in Form einer Abnahme der Auswurffraktion um mindestens 9 Einheiten auftrat, wie oft eine Hospitalisierung wegen Verschlechterung der Herzinsuffizienz bzw. eine offene ACE-Hemmer-Behandlung notwendig war und ob die Captopriltherapie einen Einfluß auf die Reinfarktrate dieser Patienten hatte (Tab. **39**).

Tab. 39 SAVE-Studie: Studienziele

- Gesamtmortalität
- kardiovaskuläre Mortalität
- Verschlechterung der linksventrikulären Funktion (EF-Abfall ≥ 9 %)
- Hospitalisierung wegen Verschlechterung der Herzinsuffizienz
- Notwendigkeit einer offenen ACE-Hemmer-Behandlung
- Reinfarktrate

Die Ausgangsdaten beider Gruppen waren nicht signifikant unterschiedlich. Erwartungsgemäß waren Vorderwandinfarkte mit 56 bzw. 54% am häufigsten vertreten. Ebensowenig wie die Infarktlokalisation unterschied sich die Medikation bei Randomisierung, die einen Einfluß auf die Prognose der Patienten haben könnte (Tab. **40**).

Tab. 40 SAVE-Studie: Ausgangsdaten I

	Plazebo	Captopril
Anzahl der Patienten	1116	1115
Q-Zacken-Infarkte		
Vorderwand	54%	56%
Hinterwand	17%	18%
Medikation innerhalb der ersten 24 Stunden nach Randomisierung		
Antiarrhythmika	11%	14%
Antikoagulanzien	28%	28%
Acetylsalicylsäure	59%	59%
β-Blocker	36%	35%
Kalziumantagonisten	42%	42%
Nitrate	53%	50%

Vorausgegangene Infarkte waren gleich häufig in beiden Gruppen, ebenso die Risikofaktoren Diabetes mellitus, Hypertonus und Nikotinabusus. Darüber hinaus unterschied sich weder die maximale Kreatinkinase (CK) noch die hämodynamische Beeinträchtigung der Patienten durch den Infarkt voneinander. Auch die therapeutischen Maßnahmen während des Infarktes und in den Tagen nach dem Infarkt waren in beiden Gruppen vergleichbar (Tab. **41**).

Tab. 41 SAVE-Studie: Ausgangsdaten II

	Plazebo	Captopril
vorangegangener Infarkt	35 %	36 %
Diabetes mellitus	23 %	21 %
arterielle Hypertonie	42 %	44 %
Raucher	53 %	53 %
CK-Maximum (Ck-max. höher als obere Norm)	13,6	13,8
Killip Klasse I	59 %	60 %
mittlere RNV-EF	31 %	31 %
Thrombolysetherapie	32 %	34 %
PTCA	17 %	17 %
koronare Bypass-Operation	8 %	10 %

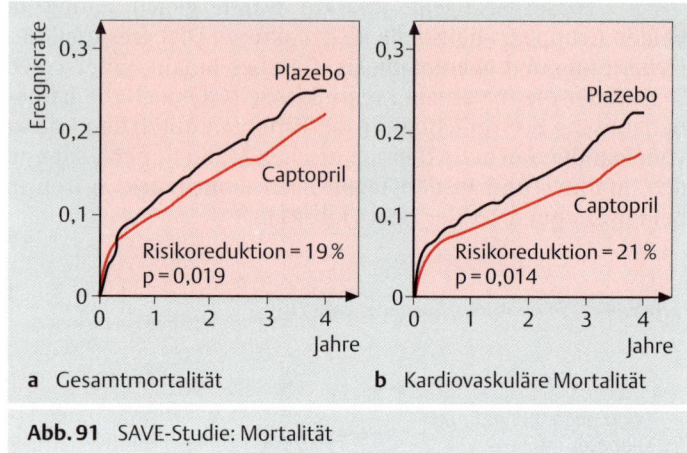

Abb. 91 SAVE-Studie: Mortalität

a Gesamtmortalität
b Kardiovaskuläre Mortalität

Durch die Behandlung dieser asymptomatischen Patienten mit Captopril gelang es, die Mortalität im Beobachtungszeitraum von 4 Jahren um 19% zu senken, ein Unterschied, der statistisch signifikant war. Interessant am Verlauf der Mortalitätskurven ist, daß erst 10 Monate nach Behandlungsbeginn ein Unterschied zugunsten von Captopril erkennbar wurde (Abb. **91 a**).

Der positive Einfluß von Captopril auf die Prognose dieser Patienten war darauf zurückzuführen, daß die kardiovaskuläre Mortalität gesenkt wurde, und zwar um 21% (Abb. **91 b**).

Unter den kardiovaskulären Todesursachen wiederum wurde, wie in der CONSENSUS- und der SOLVD-Studie, die Häufigkeit des linksventrikulären Pumpversagens reduziert. Ferner traten durch eine atherosklerotische Herzerkrankung bedingte Todesfälle seltener auf. Die Rate an plötzlichen Herztodesfällen war dagegen in beiden Gruppen gleich. Ebenso traten Todesfälle nichtkardiovaskulärer Ursache unter Captopril und Plazebo gleich häufig auf (Tab. **42**).

Tab. 42 SAVE-Studie: Anzahl der Todesfälle

Todesursachen	Plazebo*	Captopril*	% Risikoreduktion	p
kardiovaskulär	234	188	21	0,014
atherosklerotische Herzerkrankung	222	174	23	0,009
Progression der Herzinsuffizienz	58	38	36	0,032
plötzlicher Herztod mit Vorboten	50	43	–	n.s.
plötzlicher Herztod ohne Vorboten	75	62	–	n.s.
nichtkardiovaskulär	41	40	–	n.s.

* Anzahl der Todesfälle

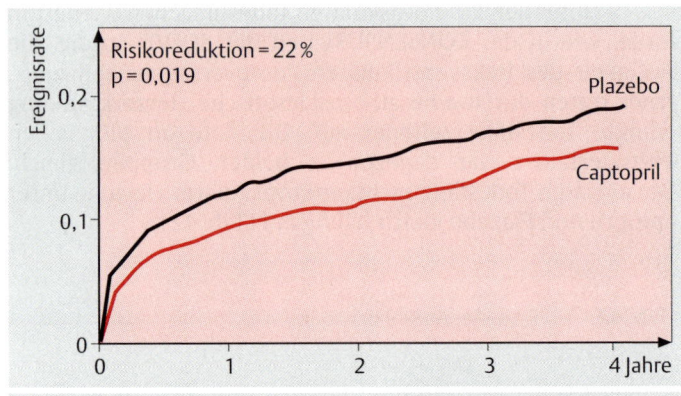

Abb. 92 SAVE-Studie: Hospitalisierung wegen schwerer Herzinsuffizienz

Mit Captopril konnte die Häufigkeit der Hospitalisierung wegen einer schweren Herzinsuffizienz um 22% signifikant reduziert werden. Darüber hinaus verstarben unter den hospitalisierten Patienten in der Captoprilgruppe signifikant weniger (Abb. **92**).

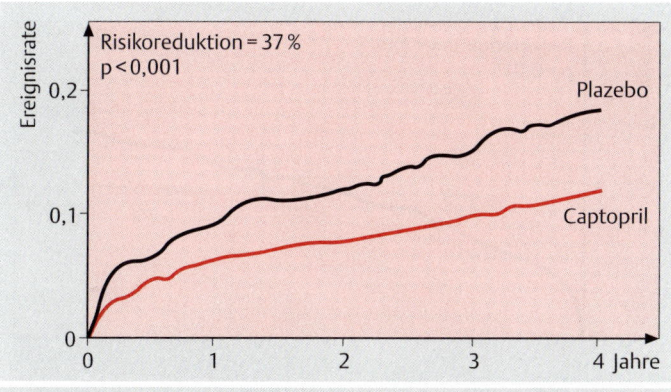

Abb. 93 SAVE-Studie: Entstehung einer Herzinsuffizienz mit Notwendigkeit zur offenen ACE-Hemmer-Therapie

Ferner entwickelte sich in der Captoprilgruppe seltener eine Herzinsuffizienz, die eine offene ACE-Hemmertherapie notwendig machte, und auch unter diesen Patienten war die Mortalität in der Captoprilgruppe niedriger (Abb. **93**).

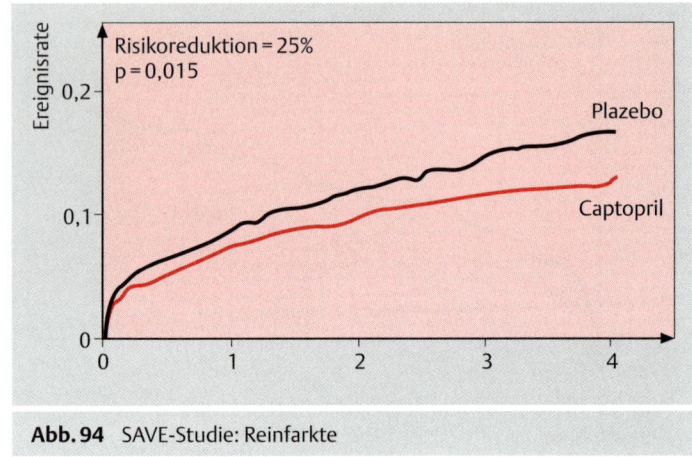

Abb. 94 SAVE-Studie: Reinfarkte

Ein sehr interessanter Befund, der in Zukunft stärker beachtet und näher untersucht werden muß, war der positive Einfluß von Captopril auf die Reinfarktrate. Diese konnte durch die ACE-Hemmertherapie um 25% signifikant gesenkt werden (Abb. **94**).

Eine Untergruppenanalyse zur Risikoreduktion der ACE-Hemmertherapie nach Infarkt ergab, daß der positive Effekt von Captopril auf die Mortalität unabhängig war vom Einsatz von Thrombolytika, β-Blockern und Acetylsalicylsäure. Hier hat der ACE-Hemmer also einen zusätzlichen günstigen Effekt (Tab. **43**).

Tab. 43 SAVE-Studie: Untergruppenanalyse

		% Risikoreduktion der Gesamtmortalität
Thrombolyse	ja / nein	
β-Blockertherapie	ja / nein	
Acetylsalicylsäure-therapie	ja / nein	
		−20 0 20 40

Unter den unerwünschten Wirkungen, die zum Abbruch der Behandlung führten, war nur der Husten in der Captoprilgruppe signifikant häufiger zu beobachten (Tab. **44**).

Tab. 44 SAVE-Studie: Therapieabbruchgründe

Symptom	Patienten mit Therapieabbruch Plazebo/Captopril	p
Schwindel	25/32	n.s.
Geschmacksstörung	5/9	n.s.
Husten	9/27	0,003

CONSENSUS-II-Studie

In der CONSENSUS-II-Studie (**Co**operative **N**ew **S**candinavian **En**alapril **Su**rvival **S**tudy II), einer ebenfalls plazebokontrollierten Doppelblindstudie, wurde bei Patienten mit Myokardinfarkt der Effekt einer Enalaprilbehandlung überprüft, die bereits innerhalb von 24 Stunden nach Infarkteintritt begonnen wurde.

Eingeschlossen wurden Patienten mit akutem Myokardinfarkt, und zwar – im Unterschied zur SAVE-Studie – unabhängig von ihrer linksventrikulären Funktion. Einzige Voraussetzung waren Blutdruckwerte über 100/60 mmHg, die untere Blutdruckgrenze wurde im Verlauf der Studie auf 105/65 mmHg heraufgesetzt. Die Patienten wurden innerhalb von 24 Stunden nach Infarktbeginn in 2 Gruppen randomisiert: 3044 Patienten erhielten Enalapril beginnend mit einer **intravenösen Infusion** von 1 mg über 2 Stunden, gefolgt von einer oralen Enalaprilgabe von 2 × 2,5 mg aufsteigend bis 20 mg/d. 3046 Patienten wurden mit Plazebo behandelt. Der Beobachtungszeitraum der Untersuchung betrug 6 Monate (Tab. **45**).

Tab. 45 CONSENSUS-II-Studie
Cooperative New Scandinavian Enalapril Survival Study II

- Patienten mit Herzinfarkt, unabhängig von der linksventrikulären Funktion
- innerhalb von 24 Stunden nach Infarkt Randomisierung
  - Enalapril 3044 Patienten
    (1 mg i.v., dann p.o. bis 20 mg/d)
  - Plazebo 3046 Patienten
- Beobachtungszeitraum: 6 Monate (41–180 Tage)

Studienziele
- Gesamtmortalität
- Behandlungseffekt auf
  - Todesursache
  - Reinfarkte
  - Verschlechterungsrate der Herzinsuffizienz

Der primäre Endpunkt der Studie war die Gesamtmortalität. Als sekundäre Endpunkte wurden die Einflüsse der Behandlung auf die Todesursache, auf die Reinfarktrate und auf die Rate von Patienten mit einer Verschlechterung der Herzinsuffizienz untersucht (Tab. **45**).

Nach einer Rekrutierungszeit von einem Jahr (März 1990 bis März 1991) wurde der Einschluß weiterer Patienten aus ethischen Gründen gestoppt. Verantwortlich hierfür war zum einen die bis dahin fehlende Überlegenheit von Enalapril gegenüber Plazebo. Zum anderen stellte sich heraus, daß durch das Auftreten von Hypotonien nach Enalapril insbesondere bei älteren Patienten das Behandlungsrisiko erhöht war.

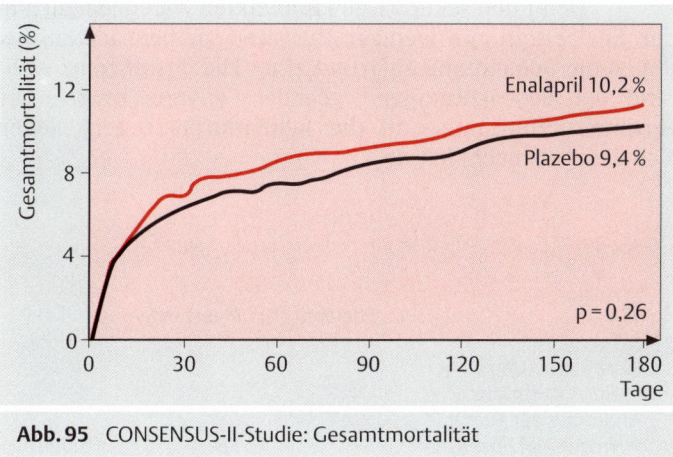

Abb. 95 CONSENSUS-II-Studie: Gesamtmortalität

Am Ende der Untersuchung lag die Mortalität in der Enalaprilgruppe bei 10,2%, in der Plazebogruppe bei 9,4%, ein Unterschied, der statistisch nicht signifikant war (Abb. **95**).

Unter den sekundären Endpunkten waren lediglich in der Enalaprilgruppe weniger Patienten zu beobachten, bei denen die Behandlung aufgrund einer Herzinsuffizienz während der Beobachtungszeit geändert werden mußte. Die Hospitalisierungsrate und die Reinfarktrate unterschieden sich dagegen nicht (Tab. **46**).

Tab. 46   CONSENSUS-II-Studie: Sekundäre Endpunkte

	Enalapril (%)	Plazebo (%)	p
Hospitalisierung wegen Herzinsuffizienz	4	6	n.s.
Änderung der Therapie wegen Herzinsuffizienz	27	30	< 0,006
Reinfarkte	9	9	n.s.

Unter den Todesursachen fanden sich sowohl bei den kardialen Ursachen Pumpversagen und plötzlicher Herztod als auch bei anderen kardialen und nichtkardialen Ursachen keine signifikanten Unterschiede zwischen beiden Gruppen.

Eine Subgruppenanalyse ergab, daß die Mortalität unterhalb des 70. Lebensjahres wesentlich niedriger war als bei älteren Patienten, durch Enalapril aber in keiner der beiden Altersgruppen positiv beeinflußt werden konnte. Auch Patienten mit einem vorausgegangenen Infarkt oder mit einem zum Einschluß in die Studie führenden Vorderwandinfarkt profitierten von der Enalaprilbehandlung nicht (Tab. **47**).

Tab. 47 CONSENSUS-II-Studie: Ursachen der Mortalität

Todesursachen	Enalapril (%)	Plazebo (%)
Pumpversagen	4,3	3,4
plötzlicher Herztod		
innerhalb 1 Stunde	2,8	2,9
innerhalb 1–24 Stunden	0,8	0,7
Myokardruptur	0,8	0,9
andere kardiale		
und nichtkardiale Ursachen	1,5	1,5
Mortalität in Subgruppen	Enalapril (%)	Plazebo (%)
Alter		
< 70 Jahre	5,0	5,6
≥ 70 Jahre	17,3	14,7
Myokardinfarkt		
in der Vorgeschichte	15,4	14,2
Vorderwandinfarkt	11,9	10,8

Unerwünschte Wirkungen fanden sich in der Enalaprilgruppe häufiger als in der Plazebogruppe und gingen hauptsächlich zu Lasten hypotoner Reaktionen nach Enalapril. Diese Beobachtung führte im Laufe der Studie (vom 1. November 1990 an) zu einer Modifikation des Protokolls: die Blutdruckgrenze als Einschlußkriterium wurde auf 105/65 mmHg hochgesetzt und die Infusionszeit des intravenös verabreichten Enalapril auf 3 Stunden verlängert. Bemerkenswert ist, daß die Mortalität der Patienten, die nach der ersten Gabe von Enalapril eine Hypotonie entwickelten, bei 17% lag, im Vergleich zu 12% Mortalität der Patienten, die nach Plazebo eine Hypotonie entwickelten (Tab. **48**).

Tab. 48 CONSENSUS-II-Studie: Unerwünschte Wirkungen

	Enalapril (%)	Plazebo (%)	p
alle unerwünschten Wirkungen	74,0	70,0	< 0,001
Hypotonie	25,3	9,6	< 0,001
Herzinsuffizienz	25,1	28,0	0,012
Serum-Kreatinin-Erhöhung	2,4	1,0	< 0,001
Husten	6,8	3,1	< 0,001

Im Gegensatz zu den eindrucksvollen Ergebnissen der SAVE-Studie konnte demnach in der CONSENSUS-II-Studie keine Senkung der Mortalität durch eine frühzeitige ACE-Hemmertherapie nach Infarkt erzielt werden. Entscheidender Grund hierfür könnte sein, daß durch die intravenöse Infusion bei einem Viertel der Patienten ein deutlicher Blutdruckabfall und damit ein Abfall des Koronarperfusionsdruckes auftrat, der zu einer Ausdehnung des Infarktes geführt haben könnte. Darüber hinaus erreichten 48% der Patienten wegen des vorzeitigen Studienabbruches das Studienziel nicht.

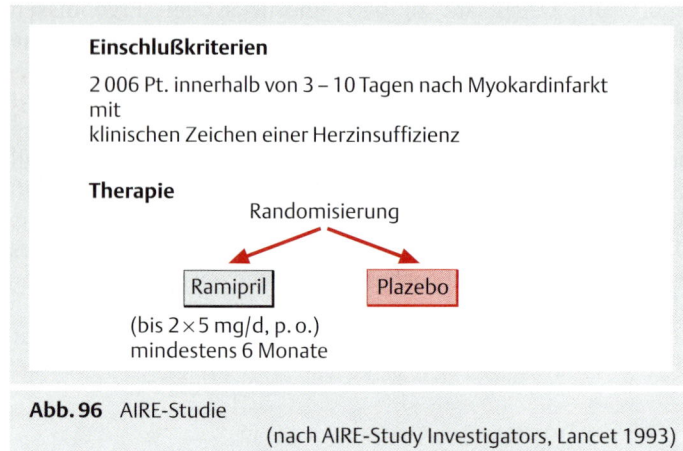

Abb. 96 AIRE-Studie

(nach AIRE-Study Investigators, Lancet 1993)

AIRE-Studie

Inzwischen liegen zwei weitere große Langzeituntersuchungen über die Wirkung von ACE-Hemmern bei Patienten nach Myokardinfarkt mit Herzinsuffizienzsymptomen oder eingeschränkter linksventrikulärer Funktion vor. Hierzu gehört die AIRE-Studie (Acute Infarction Ramipril Efficacy-Study, 1993).

In diese Studie wurden 2006 Patienten mit den klinischen Zeichen einer Herzinsuffizienz innerhalb von 3 – 10 Tagen nach Myokardinfarkt eingeschlossen. Sie erhielten randomisiert bis maximal 2 × 5 mg Ramipril pro Tag über wenigstens 6 Monate oder Plazebo (Abb. **96**).

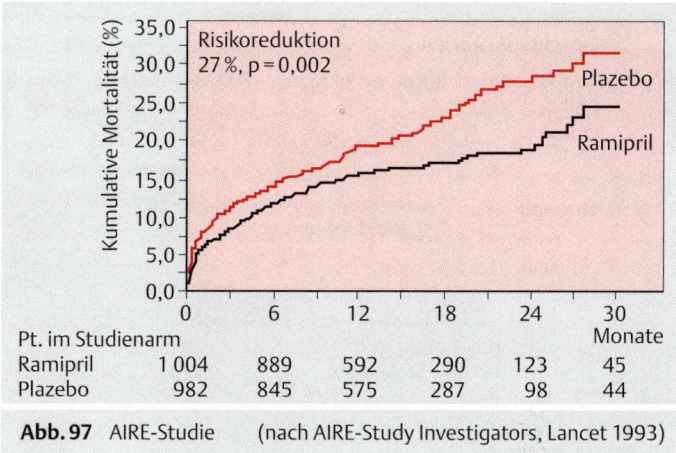

Abb. 97 AIRE-Studie (nach AIRE-Study Investigators, Lancet 1993)

Nach 30monatiger Ramiprilbehandlung war die Mortalität dieser Patienten gegenüber der Plazebogruppe um 27 % signifikant reduziert.

Ähnlich wie in der SAVE-Studie profitierten von der ACE-Hemmertherapie sowohl Patienten nach Thrombolyse als auch solche mit begleitender β-Blocker- und Acetylsalicylsäuretherapie (Abb. **97**).

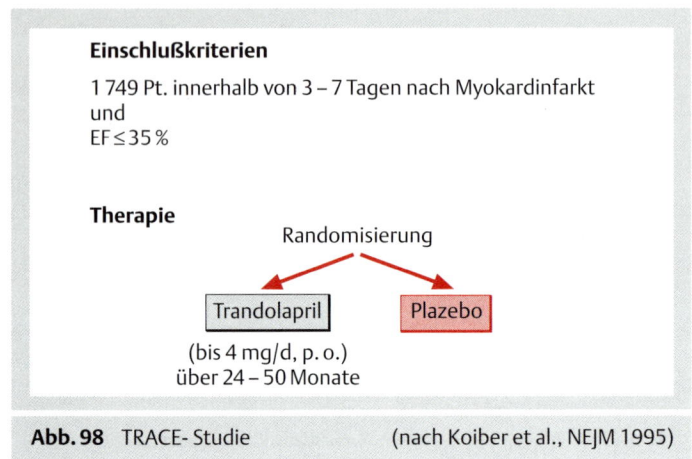

Abb. 98 TRACE- Studie (nach Kolber et al., NEJM 1995)

TRACE-Studie

In die sogenannte TRACE-Studie (Trandolapril Cardiac Evaluation Study, 1995) wurden insgesamt 1749 Patienten innerhalb von 3–7 Tagen nach Myokardinfarkt eingeschlossen, wenn sie eine echokardiographisch ermittelte Ejektionsfraktion ≤ 35 % aufwiesen (Abb. **98**).

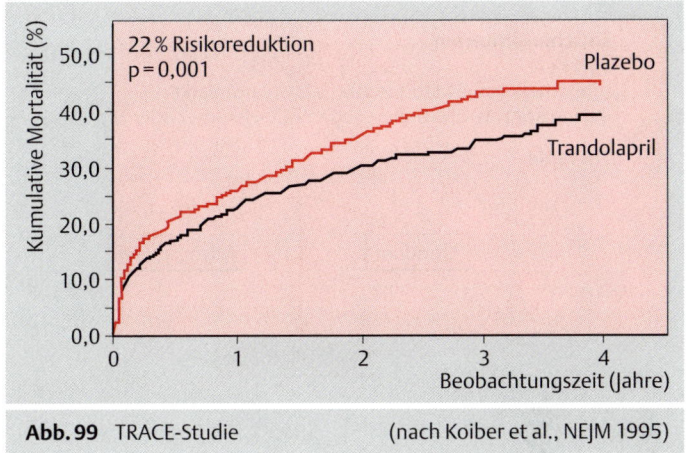

Abb. 99 TRACE-Studie (nach Koiber et al., NEJM 1995)

Es erfolgte eine Randomisierung in maximal 4 mg Trandolapril pro Tag über 24–50 Monate oder Plazebo. Durch Trandolapril konnte über einen Behandlungszeitraum von 4 Jahren die Mortalität gegenüber Plazebo um 22,5 % gesenkt werden (Abb. **99**).

GISSI-III-Studie

Neben diesen großen kontrollierten Untersuchungen über eine dauerhafte ACE-Hemmertherapie von Patienten mit eingeschränkter linksventrikulärer Funktion oder den Symptomen einer Herzinsuffizienz nach Myokardinfarkt gibt es zwei große randomisierte Studien, die sich von den vorgenannten in zwei Punkten wesentlich unterscheiden:

- Es wurden Patienten nach Myokardinfarkt *unabhängig von ihrer linksventrikulären Funktion und unabhängig von klinischen Zeichen einer Herzinsuffizienz* in die Untersuchung eingeschlossen.
- Die ACE-Hemmertherapie wurde nur für 4–6 Wochen nach Myokardinfarkt durchgeführt.

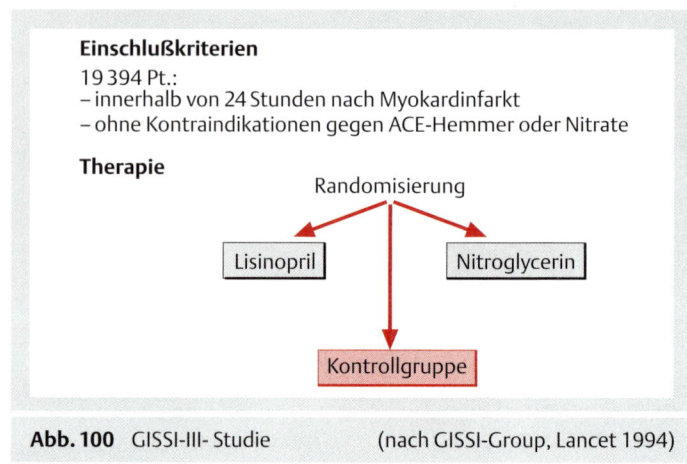

Abb. 100 GISSI-III- Studie (nach GISSI-Group, Lancet 1994)

Die erste so projektierte kontrollierte Untersuchung ist die GISSI-III-Studie (1994). In die Untersuchung wurden 19 394 Patienten innerhalb von 24 Stunden nach Myokardinfarkt eingeschlossen, sofern sie keine Kontraindikationen gegen ACE-Hemmer oder Nitrate aufwiesen. Es erfolgte eine Randomisierung in eine Lisinoprilbehandlung (maximal 10 mg/d) über 6 Wochen oder Glyzeryltrinitrat, beginnend mit einer 24stündigen intravenösen Injektion und dann transdermal fortgeführt mit 10 mg/d über 6 Wochen (Abb. **100**).

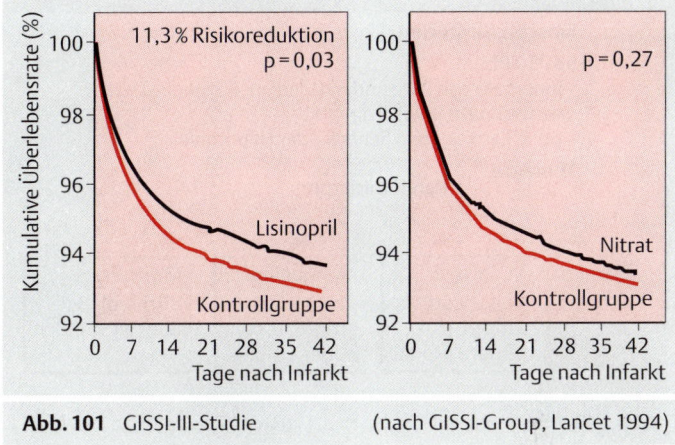

Abb. 101 GISSI-III-Studie (nach GISSI-Group, Lancet 1994)

42 Tage nach Infarkt lag die Mortalität in der Lisinoprilgruppe mit 11,3 % gegenüber Plazebo signifikant niedriger, während die Nitratbehandlung auf die Überlebensrate keinen Einfluß hatte (Abb. **101**).

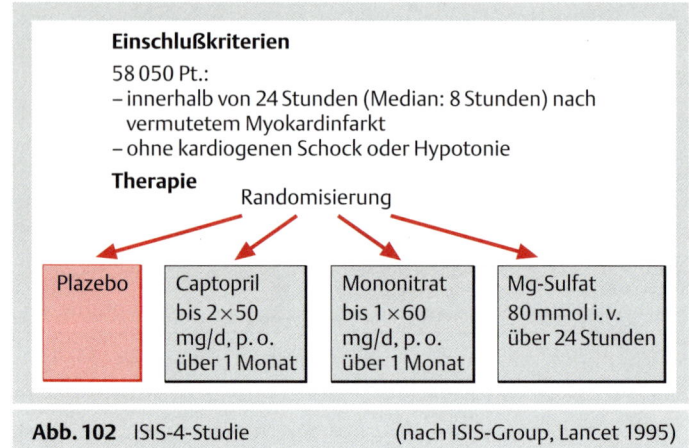

Abb. 102 ISIS-4-Studie (nach ISIS-Group, Lancet 1995)

ISIS-4-Studie

In der bisher größten ACE-Hemmerstudie, der ISIS-4-Studie (Fourth International Study of Infarct Survival, 1995) wurde bei ingesamt 58 050 Patienten innerhalb von 24 Stunden nach einem vermuteten Myokardinfarkt – ohne Hinweise für kardiogenen Schock oder Hypotonie – eine Therapie mit Captopril (maximal 2 × 50 mg/d) oder Mononitrat (maximal 60 mg/d) jeweils über einen Monat oder mit Magnesiumsulfat (80 mmol intravenös) über 24 Stunden durchgeführt (Abb. **102**).

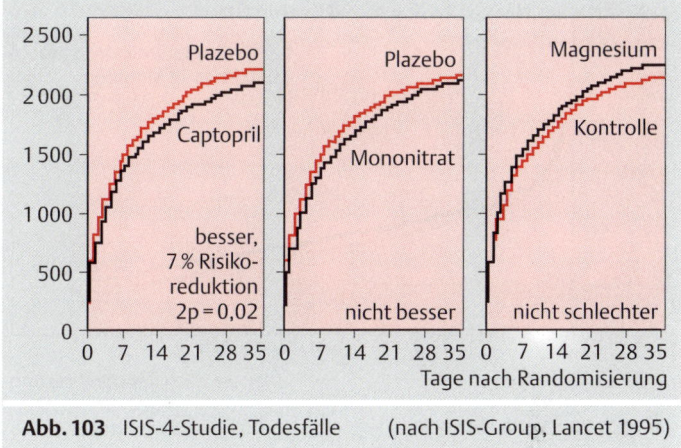

Abb. 103 ISIS-4-Studie, Todesfälle   (nach ISIS-Group, Lancet 1995)

Durch die Captoprilbehandlung konnte die Mortalität in den ersten 35 Tagen nach Randomisierung um 7% gegenüber Plazebo signifikant gesenkt werden, während weder die Mononitrat-, noch die Magnesiumsulfatbehandlung einen Effekt auf die Sterblichkeit hatten (Abb. **103**).

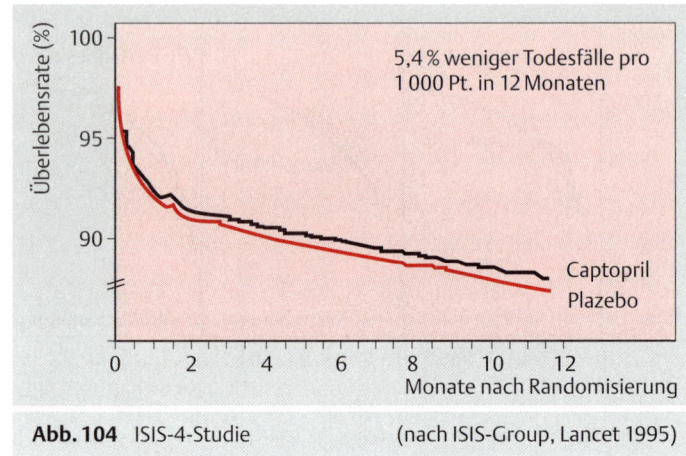

Abb. 104 ISIS-4-Studie (nach ISIS-Group, Lancet 1995)

Interessant ist, daß trotz Beendigung der ACE-Hemmertherapie nach 4 Wochen der positive Effekt von Captopril auf die Überlebensrate noch nach einem Jahr nachweisbar war. Pro 1000 behandelter Patienten traten nach 12 Monaten im Vergleich zu Plazebo 5,4 weniger Todesfälle auf (Abb. **104**).

Eine ähnliche Beobachtung konnte bei Patienten mit Vorderwandinfarkt durch eine frühzeitige und auch nur über 6 Wochen durchgeführte Behandlung mit dem ACE-Hemmer Zofenopril gemacht werden (SMILE-Studie, 1995).

Aus den Ergebnissen dieser Postinfarktstudien mit ACE-Hemmern können folgende Schlußfolgerungen gezogen werden:

Eine kurze Zeit nach Myokardinfarkt begonnene und über die nächsten Monate fortgeführte ACE-Hemmertherapie senkt bei Patienten mit eingeschränkter linksventrikulärer Funktion oder den klinischen Zeichen einer Herzinsuffizienz die Sterblichkeit innerhalb der nächsten Jahre um 20–30%.

Werden Patienten unabhängig vom Funktionszustand des linken Ventrikels und dem Vorhandensein von Herzinsuffizienzsymptomen frühzeitig nach Infarkt mit ACE-Hemmern behandelt, und diese Behandlung 4–6 Wochen nach dem Infarktereignis beendet, ist über die nächsten Jahre mit einem vergleichsweise schwächeren Effekt auf die Mortalität zu rechnen (Reduktion um etwa 10%).

Mit dieser Therapie kann darüber hinaus die Entwicklung einer Herzinsuffizienz bei zuvor asymptomatischen Patienten verhindert werden.

Dieser Effekt wird bei verschiedenen ACE-Hemmern beobachtet, er muß deswegen als Substanzklasseneffekt angesehen werden.

Der positive Effekt von ACE-Hemmern in der Postinfarktphase ist auch bei den Patienten zu beobachten, die mit Thrombolytika, β-Blockern und Acetylsalicylsäure behandelt werden, so daß die ACE-Hemmer eine über den bekannt günstigen Effekt jener Substanzen hinausgehende Verbesserung der Lebenserwartung bewirken.

Protektiver Effekt von ACE-Hemmern – Wirkung bei asymptomatischer linksventrikulärer Dysfunktion unterschiedlicher Ätiologie

SOLVD-Präventionsstudie

Eine weitere wichtige Frage im Zusammenhang mit dem protektiven Effekt von ACE-Hemmern ist, ob die Prognose auch der Patienten günstig beeinflußt werden kann, deren linksventrikuläre Funktionsstörung nicht auf einen gerade durchgemachten Myokardinfarkt zurückzuführen ist. Diese Frage wurde in der SOLVD-Präventionsstudie überprüft.

Dies ist eine sehr groß angelegte multizentrische randomisierte plazebokontrollierte Doppelblindstudie, in die Patienten mit einer eingeschränkten linksventrikulären Funktion ohne oder mit nur milder Herzinsuffizienzsymptomatik eingeschlossen wurden. Etwa zwei Drittel der Patienten waren vollkommen asymptomatisch, ein Drittel befand sich im Herzinsuffizienzstadium II. Die Patienten standen unter keiner auf die Herzinsuffizienz abzielenden Therapie wie Digitalis und Diuretika.

Ziele dieser Untersuchung waren, die Effekte von Enalapril in einer Dosierung von 2 × 2,5 – 2 × 10 mg/d gegenüber Plazebo auf die Gesamtmortalität und die kardiovaskuläre Mortalität zu untersuchen und ferner zu überprüfen, ob mit Hilfe der ACE-Hemmerbehandlung die Entwicklung einer Herzinsuffizienzsymptomatik sowie die Hospitalisierung wegen einer Herzinsuffizienz seltener auftreten. Der Beobachtungszeitraum betrug 14,6 – 62 Monate, im Mittel 37,4 Monate (Tab. **49**).

Tab. 49 SOLVD-Präventionsstudie

- Einschlußkriterien
  - Patienten mit EF ≤ 35 % ohne Herzinsuffizienztherapie 67 % NYHA-Stadium I, 33 % NYHA-Stadium II
- Ziele
  - Effekt von Enalapril (2 × 2,5 – 2 × 10 mg/d) gegenüber Plazebo auf:
    - Gesamtmortalität
    - kardiovaskuläre Mortalität
    - Entwicklung einer Herzinsuffizienz
    - Hospitalisierung wegen Herzinsuffizienz
- Beobachtungszeitraum
  - 14,6 – 62, im Mittel 37,4 Monate

In die Studie wurden insgesamt 4228 Patienten eingeschlossen, 2111 erhielten Enalapril, 2117 Plazebo. Die Patienten waren hinsichtlich des Lebensalters sowie kardiovaskulärer Erkrankungen und Begleiterkrankungen miteinander vergleichbar. Der überwiegende Teil der Patienten litt an einer koronaren Herzerkrankung, die eingeschränkte linksventrikuläre Funktion war meist Folge eines Myokardinfarktes (Tab. **50**).

Tab. 50 SOLVD-Präventionsstudie: Ausgangsdaten I

	Plazebo	Enalapril
Anzahl der Patienten	2117	2111
mittleres Lebensalter (Jahre)	59,1 %	59,1 %
KHK	82,9 %	83,5 %
Myokardinfarkt	79,4 %	80,5 %
arterieller Hypertonus	37,3 %	36,8 %
Diabetes mellitus	15,1 %	15,4 %
idiopathische dilatative Kardiomyopathie	10,1 %	8,6 %

Die mittlere Ejektionsfraktion war mit 28% in beiden Gruppen gleich, in beiden Gruppen waren etwa zwei Drittel der Patienten asymptomatisch, ein Drittel hatte milde Herzinsuffizienzsymptome (Tab. **51**).

Tab. 51 SOLVD-Präventionsstudie: Ausgangsdaten II

	Plazebo %	Enalapril %
mittlere EF	28	28
NYHA-Stadium I	67,1	66,3
NYHA-Stadium II	32,7	33,4

Auch die Medikation bei Randomisierung war zwischen den Gruppen vergleichbar, die Indikation zur Digitalistherapie leitete sich bei diesen Patienten aus dem Vorliegen eines Vorhofflimmerns ab, eine diuretische und Vasodilatatorentherapie aus einem arteriellen Hypertonus. Keines der hier aufgeführten Medikamente wurde zur Behandlung von Herzinsuffizienzsymptomen eingesetzt (Tab. 52).

Tab. 52 SOLVD-Präventionsstudie: Ausgangsdaten III

	Medikamente bei Randomisierung	
	Plazebo %	Enalapril %
Digoxin	13,2	11,7
Diuretika	17,0	16,2
Vasodilatatoren	45,7	47,1
Nitrate	29,9	30,6
β-Blocker	23,7	24,3
Antikoagulanzien	12,3	11,2
Thrombozyten- aggregationshemmer	52,7	55,7
Kalziumantagonisten	34,1	35,6
Antiarrhythmika	15,7	14,4

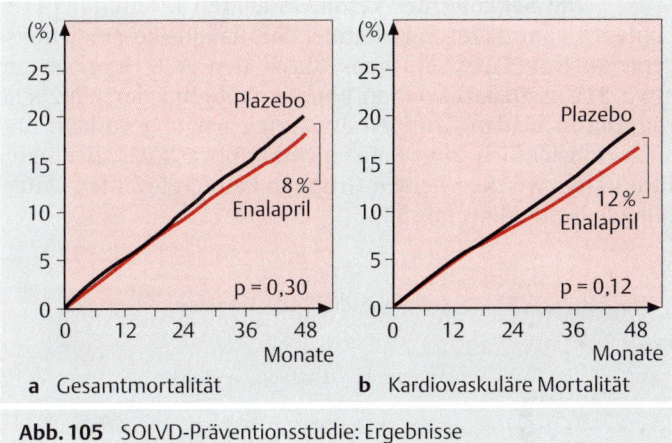

Abb. 105 SOLVD-Präventionsstudie: Ergebnisse

Im Ergebnis senkte Enalapril die Gesamtmortalität um 8% gegenüber Plazebo, ein Unterschied, der statistisch nicht signifikant war.

Dieser Effekt war auf die Senkung der kardiovaskulären Mortalität zurückzuführen, die gegenüber Plazebo 12% betrug; ein Unterschied, der ebenfalls das Niveau der statistischen Signifikanz nicht erreichte (Abb. **105**).

Die Senkung der kardiovaskulären Mortalität durch Enalapril kam dadurch zustande, daß das Risiko eines linksventrikulären Pumpversagens durch den ACE-Hemmer um etwa 21% reduziert werden konnte, während der plötzliche Herztod in beiden Gruppen etwa gleich häufig vorkam und auch hinsichtlich der Rate nichtkardiovaskulär bedingter Todesfälle zwischen beiden Gruppen keine relevanten Unterschiede bestanden (Tab. 53).

Tab. 53 SOLVD-Präventionsstudie: Todesursachen

	Enalapril %	Plazebo %	Risikoreduktion %	p
kardiovaskulär	12,6	14,1	12	0,12
Pumpversagen	4,0	5,0	21	0,10
Arrhythmie	4,6	5,0	7	n.s.
nichtkardiovaskulär	2,3	1,7	–	–

Die Entwicklung einer Herzinsuffizienz wurde in der Enalapril- gegenüber der Plazebogruppe signifikant seltener beobachtet; sie trat bei 20,7 % der Enalaprilpatienten und bei 30,2 % der Plazebopatienten auf, was eine Risikoreduktion um 37 % bedeutet. Bei Betrachtung der Rate an behandlungsbedürftiger Herzinsuffizienz war der ACE-Hemmer-Effekt noch etwas ausgeprägter, die Risikoreduktion für diesen Endpunkt betrug 43 %. In die gleiche Richtung ging auch der Effekt von Enalapril auf die Hospitalisierungsrate. Sowohl die Ersthospitalisierung wegen einer Herzinsuffizienz als auch mehrfache Hospitalisierungen aus gleichem Anlaß waren in der Enalaprilgruppe signifikant seltener zu beobachten (Tab. 54).

Tab. 54 SOLVD-Präventionsstudie: Morbidität wegen Herzinsuffizienz

	Plazebo %	Enalapril %	Risikoreduktion %
Entwicklung einer Herzinsuffizienz	30,2	20,7	37 *
behandlungsbedürftig	22,5	13,9	43 *
1. Hospitalisierung	12,9	8,7	36 *
mehrfache Hospitalisierung	4,8	2,7	44 *

* = p < 0,001

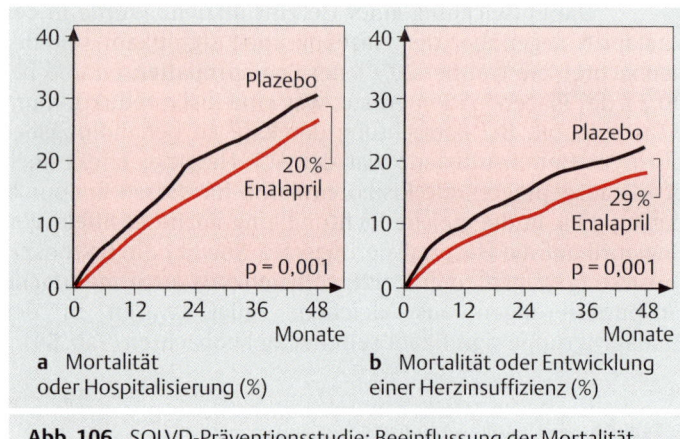

Abb. 106 SOLVD-Präventionsstudie: Beeinflussung der Mortalität

Betrachtet man Mortalität und Hospitalisierung zusammen, führt die 4jährige Behandlung von Enalapril zu einer 20%igen Risikoreduktion (Abb. **106 a**).

Bei gemeinsamer Betrachtung von Mortalität und der Entwicklung einer Herzinsuffizienz wird das Risiko dieser Ereignisse durch Enalapril um 29% gesenkt (Abb. **106 b**).

In der Subgruppenanalyse ergab sich ein signifikanter Trend in der Weise, daß die Enalaprilwirkung auf alle Studienendpunkte bei Patienten mit eingeschränkter linksventrikulärer Funktion besonders ausgeprägt war. Bei alleiniger Betrachtung der Mortalität erreichte dieser Trend das Signifikanzniveau nicht, bei Betrachtung von Mortalität oder Hospitalisierung bzw. Hospitalisierungsrate allein oder der Entwicklung einer Herzinsuffizienz allein war der Effekt von Enalapril bei Patienten mit einer EF < 28 % am größten und ließ bis zur Gruppe mit einer EF zwischen 33 und 35 % signifikant nach (Tab. 55).

Tab. 55 SOLVD-Präventionsstudie: Effekt von Enalapril auf die Studienendpunkte in Abhängigkeit von der Ejektionsfraktion

	EF (%)	Risikoreduktion (%)
Mortalität	< 28	16
	28–32	0
	33–35	–6
Mortalität oder	28	32
Hospitalisierung	28–32	19
	33–35	–6
Hospitalisierung	28	47
	28–32	41
	33–35	2
Entwicklung einer	28	49
Herzinsuffizienz	28–32	30
	33–35	22

ACE-Hemmer verhindern demnach bei Patienten mit eingeschränkter linksventrikulärer Funktion unterschiedlicher Genese die Entwicklung einer Herzinsuffizienz und sind somit bereits dann indiziert, wenn eine linksventrikuläre Funktionsstörung noch keine Herzinsuffizienzsymptome hervorgerufen hat.

Praktisches Vorgehen bei der Behandlung von Patienten mit linksventrikulärer Funktionsstörung

Zur Frage, wann welche Medikation bei chronischer Herzinsuffizienz zum Einsatz kommen soll, läßt sich aus den in der Literatur verfügbaren Daten folgendes zusammenfassen: Alle bisher publizierten großen kontrollierten Untersuchungen wurden an Patienten durchgeführt, deren linksventrikuläre Ejektionsfraktion auf einen Wert $\leq 40\%$ eingeschränkt war. Findet sich bei diesen Patienten mit chronischer Herzinsuffizienzsymptomatik eine Dilatation sowohl des linken als auch des rechten Ventrikels und des rechten Vorhofs, muß davon ausgegangen werden, daß die Herzinsuffizienz bereits längere Zeit besteht und über eine dauerhafte pulmonale Stauung zur Dilatation des rechten Herzens geführt hat. Oft befinden sich diese Patienten im Stadium III–IV der Herzinsuffizienz, und es finden sich Zeichen für eine Rechtsherzbelastung wie periphere Ödeme, vergrößerte Leber und/oder gestaute Halsvenen.

Bei dieser ausgeprägten Form der Herzinsuffizienz ist eine Kombinationstherapie notwendig, die aus ACE-Hemmern, eventuell mit anderen Vasodilatatoren, Digitalis und Diuretika besteht. Spricht die Herzinsuffizienz auf diese kombinierte Therapie nicht an, kann eine vorsichtige zusätzliche Gabe von Carvedilol erfolgen, wenngleich diese Substanz für die Behandlung der Herzinsuffizienz in der Bundesrepublik Deutschland bisher noch nicht zugelassen ist.

Bei schwerer Herzinsuffizienz wird die Therapie nach den Ergebnissen eines hämodynamischen Monitorings mittels Rechtsherzkatheter auf den Patienten individuell eingestellt.

Liegt eine isolierte Dilatation nur der linken Herzkammer vor und ist diese mit milden bis mäßigen Herzinsuffizienzsymptomen verbunden, sollte die Behandlung mit einem ACE-Hemmer begonnen werden. Nur, wenn es die klinische Situation erfordert, sollte diese Therapie mit Digitalis oder einem Diuretikum kombiniert werden.

Liegt eine asymptomatische linksventrikuläre Funktionsstörung vor, gelingt es mit einer ACE-Hemmertherapie, die Progression der Herzinsuffizienz zu bremsen.

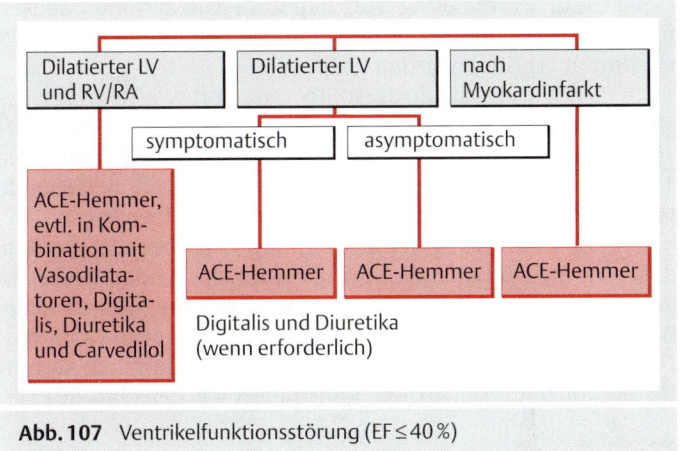

Abb. 107 Ventrikelfunktionsstörung (EF ≤ 40 %)

Eine besondere Situation liegt nach akutem Myokardinfarkt vor. Bestehen bei Patienten nach Myokardinfarkt eine Einschränkung der linksventrikulären Funktion (EF ≦ 40%) oder Symptome der Herzinsuffizienz, führt eine wenige Tage nach dem Infarktereignis begonnene orale ACE-Hemmertherapie zu einer Verbesserung der Prognose und des Krankheitsverlaufes. Wird die Therapie unabhängig von der Ventrikelfunktion und der klinischen Symptomatik bei allen Infarktpatienten ohne Kontraindikationen gegen ACE-Hemmer innerhalb von 24 Stunden begonnen und 4–6 Wochen fortgeführt, ist der Effekt auf die Mortalität zwar vorhanden, aber wesentlich weniger ausgeprägt (Abb. **107**).

Zur Vermeidung von hypotonen Reaktionen sollten folgende Maßnahmen vor Beginn einer Behandlung mit ACE-Hemmern ergriffen werden [79].

Die Diuretikadosis sollte reduziert werden. Bei bestehender Hyponatriämie mit Serumnatriumwerten unter 130 mmol/l sollte der Serumnatriumwert zunächst auf etwa 135 mmol/l angehoben werden, eine eventuell bestehende Hypovolämie muß ebenfalls vorher korrigiert werden.

Vor Einleitung der Behandlung sollte bedacht werden, daß eine Begleitbehandlung mit kaliumsparenden Diuretika oder eine Kaliumsubstitution zur Hyperkaliämie führen kann. Bei zuvor erforderlicher Kaliumsubstitution sollte ca. 2 Wochen nach Einleiten der ACE-Hemmerbehandlung die Serumkaliumkonzentration erneut kontrolliert werden (Tab. 56).

Tab. 56 Praktisches Vorgehen bei der Behandlung mit ACE-Hemmern I

Vermeidung von hypotonen Reaktionen
durch folgende Maßnahmen

vor Behandlungsbeginn:
- Reduktion der Diuretikadosis
- bei Hyponatriämie (< 130 mmol/l) Korrektur der Serumnatriumkonzentration auf Werte von 135 mmol/l
- Korrektur einer Hypovolämie

Vorsicht mit K^+-sparenden Diuretika und K^+-Substitution
- keine Monotherapie mit K^+-sparenden Diuretika
- bei erforderlicher K^+-Substitution: Kontrolle des K^+ nach 2 Wochen

Die Dosierung der ACE-Hemmer muß grundsätzlich dem Patienten individuell angepaßt werden. Allgemein gilt: je niedriger die Anfangsdosis, um so seltener das Auftreten einer bedrohlichen Hypotonie. Untersuchungen zur Frage, ob auch niedrigere Dosierungen von ACE-Hemmern Mortalität und Morbidität herzinsuffizienter Patienten günstig beeinflussen, werden zur Zeit mit mehreren Substanzen durchgeführt. Die Ergebnisse dieser Studien liegen bis heute nicht vor [15].

Bei intakter Nierenfunktion und systolischen Blutdruckwerten über 110 mmHg kann gegenwärtig die folgende orientierende Dosierungsempfehlung gegeben werden (Tab. **57**).

Tab. 57 Praktisches Vorgehen bei der Behandlung mit ACE-Hemmern II

Dosierung der ACE-Hemmer
bei intakter Nierenfunktion und systolischem RR > 110 mmHg

	Captopril (mg/d)	Enalapril (mg/d)	Fosinopril (mg/d)
1. Woche	2–3 × 6,25	1 × 2,5	Anfangsdosis i. d. R. = Erhaltungsdosis
ab 2. Woche	2–3 × 12,5–25*	1–2 × 10–20**	1 × 10***

* Die Dosis kann im Bedarfsfall bis auf 100 mg/d gesteigert werden.
** Eine Dosiserhöhung über 40 mg wird nicht empfohlen.
*** Maximaldosis 40 mg/d

Bei eingeschränkter Nierenfunktion muß die Dosis der ACE-Hemmer entsprechend angepaßt werden. Eine Ausnahme bildet Fosinopril, das auch bei deutlich eingeschränkter Nierenfunktion (Kreatininclearance unter 30 ml/min) aufgrund einer kompensatorisch gesteigerten hepatobiliären Ausscheidung keine wesentliche Akkumulation in den üblicherweise gegebenen Dosierungen aufweist und damit für den behandelnden Arzt in der Dauertherapie einfacher zu handhaben ist.

Bei der weiteren Überwachung der Patienten ist zu berücksichtigen, daß der volle Effekt auf Symptomatik und Belastungstoleranz erst 8–12 Wochen nach Einleiten der ACE-Hemmer-Behandlung erzielt wird. Die Nierenfunktion sollte ca. 2–4 Wochen nach Therapiebeginn kontrolliert werden, bei bestehender Niereninsuffizienz entsprechend früher. Ein Therapieabbruch ist notwendig, wenn sich unter der Behandlung ein progredientes Hautexanthem entwickelt, bzw. wenn eine orthostatische Hypotonie oder eine progrediente Niereninsuffizienz weder durch eine Volumenzufuhr noch durch eine Reduktion der Diuretikadosis zu beseitigen sind (Tab. 58).

Tab. 58 Praktisches Vorgehen bei der Behandlung mit ACE-Hemmern III

Überwachung der Behandlung
- Voller Effekt auf Symptomatik und Belastungstoleranz wird erst nach 8–12 Wochen erzielt,
- Nierenfunktion (K$^+$, Kreatinin, Harnstoff) nach 2–4 Wochen kontrollieren, bei Niereninsuffizienz früher.

Therapieabbruch notwendig bei
- progredientem Hautexanthem oder Angioödem,
- anhaltender orthostatischer Hypotonie oder progredienter Niereninsuffizienz, die weder durch Volumenzufuhr noch durch Reduktion der Diuretikadosis zu beseitigen ist.

Die unerwünschten Wirkungen der ACE-Hemmer können unterteilt werden in solche, die durch den Wirkmechanismus (Tab. 59 a) und andere, die durch die molekulare Struktur der entsprechenden Substanz (Tab. 59 b) hervorgerufen werden.

Tab. 59 ACE-Hemmer: unerwünschte Wirkungen

a Wirkmechanismus
1. Hypotonie (bei Herzinsuffizienz)
2. Niereninsuffizienz
3. Husten
4. Angioödem

b besondere molekulare Struktur der Substanz
1. Exanthem
2. Neutropenie
3. Geschmacksstörungen

Arzneimittelinteraktionen mit ACE-Hemmern

Besondere Aufmerksamkeit hat kürzlich die Interaktion von Acetylsalicylsäure mit den ACE-Hemmern hervorgerufen. Eine Analyse der Daten aus der SOLVD-Studie ergab, daß im Gegensatz zu dem positiven Gesamtresultat die Mortalität derjenigen Patienten in der Enalaprilgruppe, die unter Acetylsalicylsäure standen, sogar höher war als die in der Plazebogruppe [16]. Diese Hinweise auf eine negative Interaktion zwischen ACE-Hemmern und Acetylsalicylsäure korrespondieren mit einer anderen Beobachtung: Der bekannte günstige Effekt von Acetylsalicylsäure bei koronarer Herzerkrankung läßt sich bei Patienten mit deutlich eingeschränkter linksventrikulärer Funktion nicht beobachten [16].

Eine Erklärung dieser Interaktion könnte sein, daß beide Substanzen ihren günstigen Effekt auf die Mortalität über einen ähnlichen – prostaglandinvermittelten – Weg entfalten. Solange eine zur Zeit laufende große Mortalitätsstudie, die den Effekt von Acetylsalicylsäure mit dem von Warfarin bei Patienten mit Herzinsuffizienz untersucht, nicht abgeschlossen ist, wird diese Frage ein Streitpunkt bleiben.

Auf die Arzneimittelinteraktionen zwischen ACE-Hemmern und Diuretika ist bereits eingegangen worden.

Die gleichzeitige Einnahme von Captopril und Antazida vermindert die Bioverfügbarkeit von Captopril um ca. 50%. Captopril senkt die tubuläre Sekretion von Furosemid.

Bei Diabetikern sind bei gleichzeitiger Einnahme eines ACE-Hemmers mit Biguaniden oder Sulfonylharnstoffen bzw. unter Insulintherapie in Einzelfällen Hypoglykämien beobachtet worden.

Es besteht außerdem eine Interaktion mit nichtsteroidalen Antiphlogistika, die den Anteil der vasodilatierenden Wirkung von ACE-Hemmern aufhebt, der über die Hemmung des Abbaus von Bradykinin zustande kommt.

Durch die gleichzeitige Gabe von Probenecid steigt die Blutkonzentration von Captopril an, da beide Substanzen um einen renalen Sekretionsort konkurrieren (Tab. **60**).

Tab. 60 ACE-Hemmer: Arzneimittelinteraktionen

Schleifendiuretika
Hypotonie bei Therapiebeginn (mit Serum-Na < 130 mmol/l)

K^+-sparende Diuretika
Hyperkaliämie bei K^+-Substitution oder Begleittherapie mit Spironolacton, Amilorid, Triamteren

Nichtsteroidale Antiphlogistika
Hemmung des antihypertensiven Effektes

Literatur

1 Acute Infarction Ramipril Efficacy (AIRE) Study Investigators: Effect of ramipril on mortality and morbidity of survivors of acute myocardial infarction with clinical evidence of heart failure. Lancet 342 (1993) 821

2 Agostini, P. G. et al.: Afterload reduction. A comparison of captopril and nifedipine in dilated cardiomyopathy. Brit. Heart J. 55 (1986) 391

3 Ambrosioni, E., C. Borghi, B. Magnani, for the Survival of Myocardial Infarction LongTerm Evaluation (SMILE) Study Investigators: The effect of the angiotensin-converting-enzyme inhibitor zofenopril on mortality and morbidity after anterior myocardial infarction. New Engl. J. Med. 332 (1995) 80

4 Arnold, S. B., R. C. Byrd, W. Meistr et al.: Long-term digitalis therapy improves left ventricular function in heart failure. New Engl. J. Med. 303 (1980) 1443

5 Bergler-Klein, J., H. Sochor, H. Pouleur, R. Pacher, G. Porenta, D. Glogar: Safety of concomitant potassium-sparing diuretics in angiotensin-converting enzyme inhibitor therapy in severe congestive heart failure. J. Cardiovasc. Pharmacol. 24 (1994) 194

6 Bonaduce, D., M. Petretta, P. Arrichiello et al.: Effects of Captopril treatment on left ventricular remodeling and function after anterior myocardial infarction: Comparison with Digitalis. J. Amer. Coll. Cardiol. 19 (1992) 858

7 Bristow. M. R., R. Ginsburg W. Minobe et al.: Decreased catecholamine sensitivity and β-adrenergic-receptor density in failing human hearts. New Engl. J. Med. 307 (1982) 205

8 Brilla, C. G., H. Rupp, R. Funck, B. Maisch: The renin-angiotensin-aldosterone system and myocardial collagen matrix remodelling in congestive heart failure. Europ. Heart J. 16, Suppl. 0 (1995) 107

9 Bristow, M. R., R. E. Hershberger, J. D. Port, et al.: ß-adrenergic pathways in nonfailing and failing human ventricular myocardium. Circulation 82, Suppl. 2 (1990) 12

10 Brömme, H.-J., J. Holtz: Apoptosis in the heart: when and why? Molecular and Cellular Biochemistry 163 (1996) 261–275

11 Brown, E. J., P. H. Chew, A. MacLean, K. Gelperin, J. P. Ilgenfritz, M. Blumenthal, for the Fosinopril Heart Failure Study Group: Effects of fosinopril on exercise tolerance and clinical deterioration in patients with chronic congestive heart failure not taking digitalis. Am. J. Cardiol. 75 (1995) 596

12 Captopril Multicenter Research Group: A placebo-controlled trial of captopril in refractory chronic congestive heart failure. J. Amer. Coll. Cardiol. 2 (1983) 755

13 Captopril-Digoxin Multicenter Research Group: Comparative effects of therapy with Captopril and Digoxin in patients with mild to moderate heart failure. J. Amer. med. Ass. 259 (1988) 539
14 CIBIS Investigators and Committees: A randomized trial of ß-blockade in heart failure. The cardiac insufficiency bisoprolol study (CIBIS). Circulation 90 (1994) 1765
15 Cleland, J. G. F., H. J. Dargie, P. A. Wilson: ACE inhibitors for heart failure: A question of dose. Br. Heart J. 72 (1994) 106
16 Cleland, J. G. F., C. F. Bulpitt, R. H. Falk, I. N. Findlay, C. M. Oakley, G. Murray, P. A. Poole-Wilson, C. R. M. Prentice, G. C. Sutton: Is aspirin safe for patients with heart failure? Br. Heart J. 74 (1995) 215
17 Cohn, J. N.: Current therapy of the failing heart. Circulation 78 (1988) 1099
18 Cohn, J. N.: The management of chronic heart failure. New Engl. J. Med. 335 (1996) 490
19 Cohn, J. N., D. G. Archibald, S. Ziesche et al.: Effect of vasodilator therapy on mortality in chronic congestive heart failure. New Engl. J. Med. 314 (1986) 1547
20 Cohn, J. N., G. Johnson, S. Ziesche et al.: A comparison of enalapril with hydralazine-isosorbide dinitrate in the treatment of chronic congestive heart failure. New Engl. J. Med. 325 (1991) 303
21 Cohn, J. N., T. B. Levine, M. T. Clivari et al.: Plasma norepinephrine as a guide to prognosis in patients with chronic congestive heart failure. New Engl. J. Med. 311 (1984) 819
22 Colucci, W. S.: Myocardial endothelin. Does it play a role in myocardial failure? Circulation 93 (1996) 1069
23 Crozier, I., H. Ikram, N. Awan, J. Cleland, N. Stephen, K. Dickstein, M. Frey, J. Young, G. Klinger, L. Makris, E. Rucinska, for the Losartan Hemodynamic Study Group: Losartan in heart failure. Hemodynamic effects and tolerability. Circulation 91 (1995) 691
24 Davies, R. F., D. S. Beanlands, C. Nadeau et al. for the Canadian Enalapril Versus Digoxin Study Group: Enalapril versus Digoxin in patients with congestive heart failure: a multicenter study. J. Amer. Coll. Cardiol. 18 (1991) 1602
25 Davies, C. H., K. Davia, J. G. Bennett, J. R. Pepper, P. Poole-Wilson, S. E. Harding: Reduced contraction and altered frequency response of isolated ventricular myocytes from patients with heart failure. Circulation 92 (1995) 2540
26 DiBianco, R.: Captopril in the treatment of congestive heart failure. Herz 12, Suppl. 1 (1987) 27
27 DiBianco, R., R. Shabetai, W. Kostuk et al. (for the Milrinone Multicenter Trial Group): A comparison of oral milrinone, digoxin, and their combination in the treatment of patients with chronic heart failure. New Engl. J. Med. 320 (1989) 677

28 Dickstein, K., P. Chang, R. Willenheimer et al.: Comparison of the effects of losartan and enalapril on clinical status and exercise performance in patients with moderate or severe chronic heart failure. J. Am. Coll. Cardiol. 26 (1995) 438
29 Ellenbogen, K. A., P. K. Mohnaty, S. Szentpetery, M. D. Thames: Arterial baroreflex abnormalities in heart failure: reversal after orthotopic cardiac transplantation. Circulation 79 (1989) 51
30 Engelmeier, R. S., J. B. O'Connell, R. Walsh et al.: Improvement in symptoms and exercise tolerance by metoprolol in patients with dilated cardiomyopathy: a double-blind, randomized, placebo-controlled trial. Circulation 72 (1985) 536
31 Erhardt, L., A. MacLean, J. Ilgenfritz, K. Gelperin, M. Blumenthal for the Fosinopril Efficacy/Safety Trial (FEST) Study Group: Fosinopril attenuates clinical deterioration and improves exercise tolerance in patients with heart failure. Europ. Heart J. 16 (1995) 1892
32 Erlebacher, J. A., J. L. Weiss, L. W. Eaton et al.: Late effects of acute infarction dilatation on heart size: A 2-dimensional echocardiographic study. Amer. J. Cardiol. 49 (1982) 1120
33 Flegg, L., S. H. Gottlieb, E. G. Lakatta: Is digoxin really important in compensated heart failure? Amer. J. Med. 73 (1982) 244
34 Fowler. M. B., J. A. Laser. G. L. Hopkins et al.: Assessment of the adrenergic receptor pathway in the intact failing human heart: progressive receptor down-regulation and subsensitivity to agonist response. Circulation 74 (1986) 1290
35 Floras, J. S.: Sympathoinhibitory effects of atrial natriuretic factor in normal humans. Circulation 81 (1990) 1860
36 Ford, N. F., K. C. Lasseter, D. R. Van Harken, J. L. Hammett, R. Raymond, J. Manning: Single-dose and steady-state pharmacokinetics of fosinopril and fosinoprilat in patients with hepatic impairment. J. Clin. Pharmacol. 35 (1995) 145
37 Francis, G. S., C. Benedict, D. E. Johnstone et al.: Comparison of neuroendocrine activation in patients with left ventricular dysfunction with and without congestive heart failure. Circulation 82 (1990) 1724
38 German and Austrian Xamoterol Study Group: Double-blind placebo-controlled comparison of Digoxin and Xamoterol in chronic failure. Lancet I (1988) 489
39 Giles, T. D., R. Katz, J. M. Sullivan et al. (for the Multicenter Lisinopril-Captopril Congestive Heart Failure Study Group): Short- and long-acting angiotensin-converting enzyme inhibitors: a randomized trial of Lisinopril versus Captopril in the treatment of congestive heart failure. J. Amer. Coll. Cardiol. 13 (1989) 1240

40 Gottlieb S. S., M. L. Kukin, D. Akern, M. Packer: Prognostic importance of atrial natriuretic peptide in patients with chronic heart failure. J. Amer. Coll. Cardiol. 13 (1989) 1534

41 Gruppo Italiano per lo Studio della Sopravvivenza nell' Infarto Miocardico (GISSI-3): Effects of lisinopril and transdermal glyceryl trinitrate singly and together on 6-week mortality and ventricular function after acute myocardial infarction. Lancet 343 (1994) 1115

42 Guyatt, F. H., M. J. J. Sullivan, E. L. Fallen et al.: A controlled trial of Digoxin in congestive heart failure. Amer. J. Cardiol. 61 (1988) 371

43 Hammerman, H., R. A. Kloner, S. Hale, F. J. Scheon, E. Braunwald: Dose-dependent effects of short-term methylprednisolone on myocardial infarct extent, scar formation, and ventricular function. Circulation 68 (1983) 446

44 Hasenfuß, G., H. Reinecke, R. Studer, M. Meyer, B. Pieske. J. Holtz, C. Holubarsch, H. Posival, H. Just, H. Drexler: Relation between myocardial function and expression of sarcoplasmic reticulum Ca^{2+}-ATPase in failing and nonfailing human myocardium. Circ. Res. 75 (1994) 434

45 Heilbrunn, S. M., P. Shah, M. R. Bristow et al.: Increased ß-receptor density and improved hemodynamic response to catecholamine stimulation during long-term Metoprolol therapy in heart failure from dilated cardiomyopathy. Circulation 79 (1989) 483

46 Hirsch, A. T., V. J. Dzau, M. A. Creager: Baroreceptor function in congestive heart failure: effect on neurohormonal activation and regional vascular resistance. Circulation 75, Suppl. 4 (1987) 36

47 Horn, E. M., S. J. Corwin, S. F. Steinberg et al.: Reduced lymphocyte stimulatory guanine nucleotide regulatory protein and β-adrenergic receptors with angiotensin converting enzyme inhibitor therapy. Circulation 18 (1988) 1373

48 Hui, K. K., K. L. Duchin, K. J. Kripalani, D. Chan, P. K. Kramer, N. Yanagawa: Pharmacokinetics of fosinopril und patients with various degrees of renal function. Clin. Pharmacol. Ther. 49 (1991) 457

49 ISIS-4 (Fourth International Study of Infarct Survival) Collaborative Group: A randomised factorial trial assessing early oral captopril, oral mononitrate, and intravenous magnesium sulphate in 58 050 patients with suspected acute myocardial infarction. Lancet 345 (1995) 669

50 Kamel, W. B.: Epidemiology and prevention of cardiac failure: Framingham Study insights. Europ. Heart J. 8, Suppl. F (1987) 23

51 Katz, A. M.: The cardiomyopathy of overload: an unnatural growth response. Europ. Heart J. 16 (1995) 110–114

52 Kleber, F. X.: Einfluß von Captopril auf die Lebenserwartung bei Patienten mit chronischer Herzinsuffizienz. Herz 12, Suppl. 1 (1987)
53 Kleber, F. X., W. Doering: Prognose bei leichter chronischer Herzinsuffizienz: Einflüsse des ACE-Hemmers Captopril. Herz 16, Sonderheft 1 (1991) 283
54 Kimura K., Y. Hirata, S. Nanba, A. Tojo, H. Matsuoka, T. Sujimoto: Effects of atrial natriuretic peptide on renal arterioles: morphologic analysis using microvascular cells. Amer. J. Physiol. 259 (1990) 936
55 Kiyingi, A., M. J. Field, C. C. Paussel, J. Yiannikas, J. R. Lawrence, W. J. Arter: Metolazone and the treatment of severe refractory congestive heart failure. Lancet 335 (1990) 29
56 Kober, L., Ch. Torp-Pedersen, J. E. Carlsen, H. Bagger, P. Eliasen, K. Lyngborg, J. Videbaek, D. S. Cole, L. Auclert, N. C. Pauly, E. Aliot, S. Persson, J. Camm, for the Trandolapril Cardiac Evaluation (TRACE) Study Group: A clinical trial of the angiotensin-converting-enzyme inhibitor trandolapril in patients with left ventricular dysfunction after myocardial infarction. New Engl. J. Med. 333 (1995) 1670
57 Lee, D. C., R.A. Johnson, J. B. Bingham et al.: Heart failure in outpatients. A randomized trial of digoxin versus placebo. New Engl. J. Med. 306 (1982) 699
58 Lee, H., M. Packer: Prognostic importance of serum, serum concentration and its modification by converting enzyme inhibition in patients with severe chronic heart failure. Circulation 73 (1986) 257
59 Le Jentel, T. H., E. H. Sonnenblick: Heart failure: Adaptive and maladaptive processes. Circulation 87, Suppl. 7 (1993) VII 1
60 Mannisi, J. A., H. F. Weisman, D. E. Bush, P. Dudeck, B. Healy: Steroid administration after myocardial infarction promotes early infarct expansion. J. Clin. Invest. 79 (1987) 1431
61 Massie, B., M. Bourassa, R. DiBianco et al.: Long-term oral administration of amrinone for congestive heart failure: lack of efficacy in a multicenter controlled trial. Circulation 71 (1985) 963
62 McKee, P. A., W. P. Castelli, P. M. McNamara, W. B. Kannel: The natural history of congestive heart failure. The Framingham Study. New Engl. J. Med. 285 (1971) 1441
63 McMuray, J., J. Cleland, A. Cowley: Ongoing and planned clinical trials in chronic heart failure and left ventricular systolic dysfunction. Expert. Opin. Invest. Drugs 4 (1995) 1069
64 Nadal-Ginard, B., V. Mahdavi: Molecular basis of cardiac performance: plasticity of the myocardium generated through protein isoform switches. J. Clin. Invest. 84 (1989) 1693

65 Neumann J., W. Schmitz, H. Scholz, L. von Meyerinck, V. Döring, P. Kalmar: Increase in myocardial Gi-proteins in heart failure. Lancet II (1988) 936

66 Olivari, M. T., T. B. Levine, J. N. Cohn: Abnormal neurohormonal response to nitroprusside infusion in congestive heart failure. J. Amer. Coll. Cardiol. 2 (1983) 411

67 Packer, M.: Prolonging life in patients with congestive heart failure. The next frontier. Circulation 75, Suppl. 4 (1987) 1

68 Packer, M.: Neurohormonal interactions and adaptations in congestive heart failure. Circulation 77 (1988) 721

69 Packer, M.: Therapeutic options in the management of chronic heart failure. Circulation 79 (1989) 198

70 Packer, M., M. R. Bristow, J. N. Cohn, W. S. Colucci, M. B. Fowler, E. M., Gilbert, N. H. Shusterman: The effect of carvedilol on morbidity and mortality in patients with chronic heart failure. New Engl. J. Med. 334 (1996) 1349

71 Packer, M., J. R. Carver, R. J. Rodeheffer et al.: Effect of oral Milrinone on Mortality in severe chronic heart failure. New Engl. J. Med. 325 (1991) 1468

72 Packer, M., C. M. O'Connor, J. K. Ghali et al.: Effect of Amlodipin on Morbidity and Mortality in severe chronic Heart Failure. New Engl. J. Med. 335 (1996) 1107

73 Packer, M., M. Gheorghiade, J. B. Young, P. J. Constantini, K. F. Adams, R. J. Cody, L. K. Smith, L. van Voorhees, L. A. Gourley, M. K. Jolly: Withdrawal of digoxin from patients with chronic heart failure treated with angiotensin-converting-enzyme inhibitors. New Engl. J. Med. 329 (1993) 1

74 Packer, M., W. H. Lee, M. Jushak, N. Medina: Comparison of captopril and enalapril in patients with severe heart failure. New Engl. J. Med. 315 (1986) 847

75 Pfeffer, M., E. Braunwald, L. Moyé et al.: Effect of Captopril on mortality and morbidity in patients with left ventricular dysfunction after myocardial infarction. Results of the Survival and Ventricular Enlargement Trial. New Engl. J. Med. 327 (1992) 669

76 Pfeffer, J. M., M. A. Pfeffer, G. A. Lamas, D. E. Vaughan et al.: Effect of captopril on progressive ventricular dilatation after anterior myocardial infarction. New Engl. J. Med. 319 (1988) 80

77 Pfeffer, J. M., M. A. Pfeffer, E. Braunwald: Hemodynamic benefits and prolonged survival with long-term captopril therapy in rats with myocardial infarction and heart failure. Circulation 75, Suppl. 1 (1987) 1–149

78 Ramsey, L. E., W. Yeo on behalf of the Losartan Cough Study Group: Double-blind comparison of losartan, lisinopril and hydrochlorothiazide in hypertensive patients with a previous angiotensin

converting enzyme inhibitor-associated group. J. Hypertens. 13, Suppl. 1 (1995) 73
79 Schofer, J.: Therapie der chronischen Herzinsuffizienz mit Angiotensin-Converting-Enzym-Hemmern. Dtsch. med. Wschr. 113 (1988) 1684
80 Schofer, J., D. G. Mathey, J. Polster et al.: Hemodynamic and neurohumoral response to hydralazine versus captopril. A controlled study in idiopathic dilated cardiomyopathy. J. Cardiovasc. Pharmacol. 9, Suppl. 2 (1987) 46
81 Schofer, J., A. Tews, K. Langes et al.: Relationship between myocardial norepinephrine content and left ventricular function – and tendomyocardial biopsy study. Europ. Heart J. 8 (1987) 748
82 Sharpe, D. N., J. Murphy, R. Coxon, S. F. Hannan: Enalapril in patients with chronic heart failure: a placebo-controlled, randomized, double blind study. Circulation 70 (1984) 271
83 Schultheiss, H. P. Dysfunction of the ADP/ATP Carrier as a causative factor for the disturbance of the myocardial energy metabolism in dilated cardiomyopathy. Basic Res. Cardiol. 87, Suppl. (1992) 311
84 Sharpe, N., J. Murphy, H. Smith, S. Hannan: Treatment of patients with symptomless left ventricular dysfunction after myocardial infarction. Lancet I (1988) 255
85 Sharpe, N., H. Smith, J. Murphy, S. Freaves, G. Gamble: Early prevention of left ventricular dysfunction after myocardial infarction with angiotensin-converting-enzyme inhibition. Lancet 337 (1991) 872
86 Sica, D. A., R. E. Cutler, R. J. Parmer, N. F. Ford: Comparison of the steady-state pharmacokinetics of fosinopril, lisinopril and enalapril in patients with chronic renal insufficiency. Clin. Pharmacokinet. 20 (1991) 420
87 Stevenson, W. G., L. W. Stevenson, H. R. Middlekauff, G. C. Fonarow, M. A. Hamilton, M. A. Woo, L. A. Saxon, P. D. Natterson, A. Steimle, J. A. Walden, J. H. Tillisch: Improving survival for patients with advanced heart failure: a study of 737 consecutive patients. J. Amer. Coll. Cardiol. 26 (1995) 1417
88 Swan, H. J. C., W. Ganz: Hemodynamic measurements in clinical practice: a decade in review. J. Amer. Coll. Cardiol. 1 (1983) 103
89 Swedberg, K. (Consensus Trial Study Group): Effects of enalapril on mortality in severe congestive heart failure. Results of the Cooperative North Scandinavian Enalapril Study (Consensus). New Engl. J. Med. 316 (1987) 1429
90 Swedberg, K., P. Held, J. Kjekshus et al.: Effects of the early administration of Enalapril on mortality in patients with acute myocardial infarction. Results of the Cooperative New Scandina-

vian Enalapril Survival Study II (Consensus II). New Engl. J. Med. 327 (1992) 678

91 The SOLVD investigators: Effect of enalapril on survival in patients with reduced left ventricular ejection fractions and congestive heart failure. New Engl. J. Med. 325 (1991) 293

92 The SOLVD investigators: Effects of Enalapril on mortality and the development of heart failure in asymptomatic patients with reduced left ventricular ejection fractions. New Engl. J. Med. 327 (1992) 685

93 Taggart, A. J., G. D. Johnston, D. G. McDevitt: Digoxin withdrawal after cardiac failure in patients with sinus rhythm. J. Cardiovasc. Pharmacol. 5 (1983) 229

94 Torre-Amione, G., S. Kapadia, J. Lee, J.-B. Durand, R. D. Bies, J. B. Young, D. L. Mann: Tumor necrosis factor α and tumor necrosis factor receptors in the failing human heart. Circulation 93 (1996) 704

95 Uretsky, B. F., M. Jessup, M. A. Konstam et al.: Multicenter trial of oral enoximone in patients with moderate to moderately severe congestive heart failure: lack of benefit compared with placebo. Circulation 82 (1990) 774

96 Uretsky, B. F., J. B. Young, F. E. Shahidi, L. G. Yellen, M. C. Harrison, M. K. Jolly: Randomized study assessing the effect of digoxin withdrawal in patients with mild to moderate chronic congestive heart failure: Results of the PROVED trial. J. Amer. Coll. Cardiol. (1993) 955

97 Villarreal, D., R. H. Freeman, J. O. Davis et al.: Atrial natriuretic factor secretion in dogs with experimental high-output heart failure. Amer. J. Physiol. 252 (1987) 692

98 Waagstein, F., M. R. Bristow, K. Swedberg, F. Camerini, M. B. Fowler, M. A. Silver, E. M. Gilbert, M. R. Johnson, F. G. Goss, A. Hjalmarson: Beneficial effects of metoprolol in idiopathic dilated cardiomyopathy. Lancet 342 (1993) 1441

99 Weber, K. T., C. G. Brilla: Pathologic hypertrophy and cardiac interstitium: Fibrosis and renin-angiotensin-aldosterone system. Circulation 83 (1991) 1849

100 White, H. D., R. M. Norris, M. A. Brown et al.: Left ventricular endsystolic volume as the major determinant of survival after recovery from myocardial infarction. Circulation 76 (1987) 44

101 The Xamoterol in severe heart failure study group. Yamoterol in severe heart failure. Lancet I (1990) 336

102 Yue, T.-L., H.-Y. Cheng, P. G. Lysko: Carvedilol, a new vasodilator and beta adrenoceptor antagonist, is an antioxidant and free radical scavenger. J. Pharmacol. Exp. Ther. 263 (1992) 92

Sachverzeichnis

A

ACE-Hemmer 29, 45, 83ff, 112, 134, 197
- AIRE-Studie 172f
- Arzneimittelinteraktion 202f
- CONSENSUS-I-Studie 113ff
- CONSENSUS-II-Studie 165ff
- Dosierung 199
- Dosierungsempfehlung bei intakter Nierenfunktion 199
- Einfluß auf die neurohumorale Regulation 109ff
- GISSI-III-Studie 175ff
- G_S-Proteinkonzentration 112
- Hemmung der Bildung von freien Sauerstoffradikalen 29
- Hypoglykämien 202
- Indikation 197
- ISIS-4-Studie 178ff
- Langzeittherapie 45, 86
- nach Myokardinfarkt 136ff
- – Beginn 150
- Nierenfunktion, eingeschränkte 200
- protektiver Effekt 136
- Rezeptorendichte 111
- SAVE-Studie 154ff
- SOLVD-Präventionsstudie 184ff
- SOLVD-Studie 119ff
- Therapieabbruch, Indikation 200
- TRACE-Studie 174f
- unerwünschte Wirkungen 201
- Unterschiede 85
- V-HEFT-II-Studie 128ff
- Wirkungen 81f

ACE-Hemmertherapie 133
- praktisches Vorgehen 196ff
- Überwachung 200

Acetylsalicylsäure 156, 163, 173, 181
- Interaktion mit ACE-Hemmern 202
- – Erklärung 202

ADH s. Antidiuretisches Hormon
Adrenalin, Wirkungsmechanismus 47
Adaptationsvorgänge, kardiale 22
Adenylzyklase 33, 47
AIRE-Studie 172f
Akkumulationsindex 85
Aldosteron 38f, 41, 45
Aldosteronantagonisten 45
Aldosteron-Plasma-Konzentration 45
α-Rezeptorenblocker 29, 82
α_1-Rezeptorenblocker 72
- Wirkungen 81f

Amlodipin 87f
- Therapie 88

AMP, zyklisches 35f, 47f
Amrinon 48
- Wirkungsmechanismus 47

Anämie 13
Angina pectoris 88
Angiogramm, linksventrikuläres 12
Angioödem bei ACE-Hemmertherapie 200f
ANP s. atriales natriuretisches Peptid
Angiotensin I 37
- Rezeptoren 45

Angiotensin II 31, 37ff, 41, 110
- Aktivierung des sympathischen Nervensystems 110
- AT_1-Rezeptor 38
- AT_2-Rezeptor 38
- physiologische Wirkung 38f
- Rezeptorantagonisten 38, 81, 86
- – Wirkungen 81

Angiotensin II, Suppression 45
- Synthese 37
- toxische Wirkung 42

Angiotensinkonversionsenzym (ACE) 37

Angiotensinogen 37

Antazida 202

Antidiuretisches Hormon, Aktivität im Plasma, prognostische Bedeutung 126

Antiphlogistika 13, 138
- nichtsteroidale, Interaktion mit ACE-Hemmern 202

Aortenklappenfehler 6

Apoptose 28f, 31

Arrhythmie 13, 88
- bei Amlodipin-Therapie 88
- bei Enalapril-Therapie 123, 190

Arzneimittelinteraktion 202f

atriales natriuretisches Peptid (ANP) 26f, 30, 41, 127
- – – Konzentration im Blut, Enalapril-Effekt 127
- – – prognostische Bedeutung 126
- – – Synthese 30
- – – Wirkungen 26

B

Barorezeptoren 30

Barorezeptorenreflex 23
- Störung 30

Belastungstoleranz 200
- bei Captopril-Therapie 83, 92
- – nach Myokardinfarkt 143
- bei Digoxin-Therapie 92, 99
- bei Enalapril-Therapie 84, 99
- bei Metoproloitherapie 63

Belastungs-EKG 7

$β_1$-Agonist 58, 60

$β_1$-Rezeptor 46

β-Rezeptoren 37, 39, 58, 110
- Desensibilisierung 36
- Dichte, lymphozytäre 111
- – myokardiale 63f, 111
- „Down Regulation" 33
- Entkopplung 33
- Stimulation 47
- – kardiale 23

β-Rezeptorenblocker 29, 80
- Behandlung der Herzinsuffizienz 62ff, 71
- nichtselektiver 72

β-Sympathomimetika 6
- Stimulation des Herzens 64

Bioptom 9f

Bisoprolol 68ff

Bluthochdruck 9

Bradykininabbau 37, 202

Bradykininspiegel 29, 37

Brain natriuretic peptide 26

Bypass, aortokoronarer 7

C

Captopril 83, 92ff, 144ff, 202f
- Blutkonzentration 203
- Effekte 83, 111
- Einfluß auf die neurohumorale Regulation 109
- ISIS-4-Studie 178ff
- Reinfarktrate 162
- SAVE-Studie 154ff
- Therapieabbruch 164
- Überlebensrate nach Myokardinfarkt 140, 180
- unerwünschte Wirkung 164
- nach Vorderwandinfarkt 147ff

Captopril-Digoxin-Multicenter-Studie 92ff

Carvedilol 29, 72ff
- antioxidative Wirkung 29
- Effekt auf die Mortalität 78
- Hospitalisierungsrisiko 79
- unerwünschte Wirkungen 80
- Verträglichkeit 80
- Wirkungen 72

Carvedilol-Heart-Failure-Studie 72ff
- Ausschlußkriterien 74
- Einteilung der Herzinsuffizienz 73
- Endpunkte 74
- Ergebnisse 76f

Cathepsin G 37
Chymase 37
chymostatinsensitives Angiotensin-II-generierendes Enzym (CAGE) 37
CIBIS-Studie 68ff
- Unterschied zur MDC-Studie 68

Clearancerezeptor 26
CONSENSUS-I-Studie 113ff
CONSENSUS-II-Studie 165ff
- Unterschied zur SAVE-Studie 165, 171

D

Dekompensation, kardiale 13, 44
Diastole 17
Digitalis 21, 47ff, 196f
- Langzeitwirkung 49f
- medikamentöse Therapie 4
- positiv-ionotrope Wirkung 54
- PROVED-Studie 50
- Wirkungsmechanismus 47

Digoxin 51, 92ff, 98f
- Hospitalisierungsrate 53, 97
- Langzeitwirkung 51
- RADIANCE-Studie 51ff
- nach Vorderwandinfarkt 148ff

DIG-Studie (Digitalis Investigation Group) 53
Dilatation, isolierte 196
- linksventrikuläre 144
- kardiale 196
- - nach Myokardinfarkt 136ff
- - - Captopril-Einfluß 141f

- - nach Vorderwandinfarkt 147
- - - Captopril-Einfluß 147
- - - Digitalis-Einfluß 147

Diurese, adäquate 45
Disopyramid 13
Diuretika 21, 196ff
- Dauerbehandlung 44, 50
- Indikationsstellung 44
- kaliumsparende 198
- - Interaktion mit ACE-Hemmern 203
- Kombinationstherapie 44
- - Schleifendiuretikum 44
- - Thiaziddiuretikum 44
- medikamentöse Therapie 4, 44

Dobutamin, Wirkungsmechanismus 47
Dreigefäßerkrankung 6
Druckkurve, rechtskardiale 17
Druckregistrierung, permanente 17
Dysfunktion, linksventrikuläre, asymptomatische 24, 27, 119
- - - ACE-Hemmer-Wirkung 136ff
- - Behandlung 195ff
- - Enalapril-Einfluß 184ff
- - fortgeschrittene 88
- - nach Myokardinfarkt, Behandlung 197

Dyspnoe 2

E

Einschwemmkatheter 16
Ejektionsfraktion, linksventrikuläre 196
- - bei Captopril-Therapie 94
- - bei Digoxin-Therapie 94
- - bei Enalapril-Therapie 133, 193

Ejektionsfraktion, linksventrikuläre, unter Hydralazin-Isosorbiddinitrat-Kombination 105f, 133
– – bei Metoprololtherapie 63, 67
– – nach Myokardinfarkt, Captopril-Einfluß 146, 151
– – – Furosemid-Einfluß 146
– – nach Vorderwandinfarkt 149
– – – Captopril-Einfluß 149
– – – Digoxin-Einfluß 149
Elektrokardiogramm, ST-Strecken-Senkung 7
Enalapril 84ff, 98f, 113ff, 199, 202
– Akkumulationsindex 85
– CONSENSUS-I-Studie 113ff
– CONSENSUS-II-Studie 165ff
– SOLVD-Präventionsstufe 184ff
– SOLVD-Studie 119ff
– unverwünschte Wirkungen 134, 170
– V-HEFT-II-Studie 128ff
Enalapril-versus-Digoxin-Studie 98f
endogene Mechanismen 33, 36
Endomyokardbiopsie, transvenöse 9
Endopeptidase, Hemmstoff 26
– neutrale 26
Endothelin 31
Enoximon 48
– Wirkungsmechanismus 47
Exanthem bei ACE-Hemmertherapie 200f
Extrasystolen, ventrikuläre 96

F

Fibroblasten, Stimulation 31
Fieber 13
Flüssigkeitsretention, refraktäre 44

Fosinopril 85f, 199f
– Akkumulationsindex 85
– Ausscheidungsweg, dualer 85
– Dauertherapie 200
– Dosisanpassung 85
– Wirksamkeit 85
Framingham-Studie 4, 136
Frank-Starling-Kurve 18
– – Mechanismus 23f, 31
Füllungsdruck, linksventrikulärer 18
– Senkung 18, 20
Furosemid 98, 145ff, 202

G

Gastrointestinale Beschwerden, unter Hydralazin-Isosorbiddinitrat-Kombination 107
– – unter Prazosintherapie 107
Gefäßmuskelzellen, glatte, Hemmung der Proliferation 26
Gefäßwiderstand, peripherer 19f, 108f
– – unter Captopril-Wirkung 109
– – unter Hydralazin-Wirkung 109
– – Vasodilatatoren-Wirkung 81
Genexpressionsmuster, fetales 28f
Geschmacksstörung bei ACE-Hemmer-Therapie 201
Gesetz von La Place 25
GISSI-III-Studie 175ff
Gleichgewicht, hämodynamisches und neurohumorales 27
glomuläre Filtrationsrate 41
Glyzeryltrinitrat 176f
– GISSI-III-Studie 175ff
G-Protein (guaninnukleotidbindendes Protein) 33, 47
G_S-Protein 112

H

Hämodynamik 18ff
- unter Hydrazalin-Isosorbid-dinitrat-Kombination 106
- unter Prazosin-Therapie 106

Hauptstammstenose 7
- Behandlung 7

Herzerkrankung, kongenitale 6
- koronare 6

Herzfrequenz 18, 23
- Vasodilatatoren-Wirkungen 81f
- bei Xamoterol-Therapie 58

Herzfunktion 27, 31, 36
- progressive Verschlechterung 29

Herzgröße nach Myokardinfarkt 136ff

Herzinsuffizienz 8, 11, 78
- asymptomatische Phase 22
- auslösende Faktoren 13
- Beseitigung 8
- chronische, Behandlung 196ff
- - Dauerbehandlung 60
- - Medikation 196
- - Pathophysiologie 16ff
- - Therapie 44
- Definition 2
- Entwicklung bei Enalapril-Therapie 191
- Epidemiologie 3
- Fortschreiten bei Enalapril-Therapie 117, 123
- Grunderkrankung 5, 13
- Häufigkeit 3
- 5-Jahres-Überlebensrate 4
- Kennzeichen 16
- Kombinationstherapie 196
- Kontraktionsprozeß, Störungen 35f
- korrigierbare 5f, 8
- Prognose 4
- Patienten 18, 20
- - Reduktion der Mortalität 29
- renale Veränderungen 41
- Schlüsselereignis 22
- Score 49
- Sinusrhythmus 50
- symptomatische 31, 36
- Symptomatik 9, 22f
- - Entwicklung 24
- Stadien 2
- - Stadium I 2
- - Stadium II 2
- - Stadium III 2, 5
- - Stadium IV 2, 5
- terminale 21f, 41f
- - morphologische Befunde 42
- - Therapiemöglichkeiten 5
- Ursachen 6, 78
- Überlebensrate 34

Herzklappenerkrankung 9
Herzklappenfehler 6
Herz-Kreislauf-System 22
Herzmuskelzellen 28f
- Zellteilung 28

Herztod, plötzlicher bei Enalapril-Therapie 117, 190
- - nach Myokardinfarkt 169
- - unter Hydralazin-Isosorbid-dinitrat-Kombination 131f
- - Xamoterol-Therapie 60

Herztransplantation 4f
Herzvergrößerung 144
Herzzeitvolumen 18, 23, 34, 41
- Vasodilatatoren-Wirkung 81f

Hospitalisierung bei Bisoprolol-Therapie 71
- bei Captopril-Therapie 97
- - nach Myokardinfarkt 160
- bei Digoxin-Therapie 53, 97
- bei Enalapril-Therapie 122, 124, 191f
- - nach Myokardinfarkt 168

Husten bei ACE-Hemmer-Therapie 134, 167, 170, 201
- bei Captopril-Therapie 164

Husten bei Enalapril-Therapie 134, 170
Hydralazin, Einfluß auf die neurohumorale Regulation 109ff
- Wirkungen 81
Hydralazin-Isosorbiddinitrat-Kombination 102ff
- hämodynamische Werte 106
- Therapieabbruch 108
- unerwünschte Wirkungen 107, 134
- V-HEFT-I-Studie 102ff
- V-HEFT-II-Studie 128ff
Hyperkaliämie 45, 198, 203
Hypertonie, arterielle 6, 138, 139
- - Risikofaktor 6
- pulmonale 6
- Behandlung 86, 88
Hypertrophie 28
- Mechanismus 28
- Verlauf 28
Hyponatriämie 40, 198
- prognostische Bedeutung 40
Hypotonie bei ACE-Hemmertherapie 200f
- - Vermeidung 198
- - Enalapril-bedingte 118, 134, 166, 170
Hypovolämie 198

I

Infarkt, transmuraler 6
Infusion, intravenöse 165
Irbesartan 38
ISIS-4-Studie 178ff

J

Jahresmortalität 4

K

Kaliumkonzentration im Serum, Kontrolle 198
Kaliumsubstitution 198
Kalziumantagonisten 13, 87
- Behandlung der Herzinsuffizienz 87f
Kalzium-ATPase-Aktivität 36
Kalziumkonzentration, intrazelluläre 24, 35, 47
Kalziumsensibilität der Myofilamente 24
Kapillardruck, pulmonaler 16ff, 34, 49
- Vasodilatatoren-Wirkung 81f
Kardiomyopathie 6
- dilatative 6, 35, 65, 70, 104
- - Metoprolol-Wirkung 63
- - idiopathische 65, 68
- ischämische, Amlodipintherapie 88
- nichtischämische, dilatative Amlodipintherapie 88
Katheterisierung 16f
Katheterplazierung 17
Kollagen, Wachstum 31
Kompensationsmechanismen bei Myokardschaden, hämodynamische 23
- neurohumorale 23
- zur Reduktion der Wandspannung 25
kontraktiler Apparat 35f
Kontraktilität des Herzens 23f, 31, 44
Kopfschmerzen unter Hydralazin-Isosorbiddinitrat-Kombination 107, 134
Koronarangiographie 7
Koronararterie, linke 7
Koronararterienstenose 7
- Angiogramm 7
- Überbrückung 7

koronare Herzerkrankung 6, 8, 104
Kreatininclearance 85, 200

L

Leberinsuffizienz 85
Leistungsfähigkeit 2
Lisinopril 85, 111f
– Akkumulationsindex 85
– GISSI-III-Studie 175ff
Losartan 38, 86
– Nebenwirkungsprofil 86
– Wirkungen 86
Lungenstauung, belastungsabhängige 7

M

Magnesiumsulfat 178f
– ISIS-4-Studie 178ff
MDC-Studie s. Metoprolol-in-Dilated-Cardiomyopathy-Studie
Metoprolol 62ff
Metoprolol-in-Dilated-Cardiomyopathy-Studie 65ff
Milrinon 48, 54ff
– PROMISE-Studie 54ff
– Todesrate, kardiovaskuläre 56
– unerwünschte Nebenwirkungen 57
– Wirkungsmechanismus 47
Mitralklappe 8
Mitralklappenersatz 8
Mitralklappenfehler 6
Mitralklappensprengung 8
Mitralstenose 8
– Echokardiogramm 8
Mononitrat 178f
– ISIS-4-Studie 178ff
Myokardfasern 42
Myokard, Funktionsstörungen 31
– Kollagenmatrix 31
Myokardhypertrophie 25

Myokardinfarkt, ACE-Hemmer-Effekt, protektiver 136ff
– ACE-Hemmer-Therapie 136ff
– – Beginn 150
– Akutphase 137
– chronische Phase 139
– Dilatation, ventrikuläre 152
– – – Captopril-Einfluß 152
– Dysfunktion, linksventrikuläre, Behandlung 197
– – – Captopril-Wirkung 145ff
– – – Furosemid-Wirkung 145ff
– Herzdilatation 136ff
– Herzgröße 136, 152
– subakutes Stadium 138
– Überlebensrate, Captopril-Einfluß 140
Myokardischämie 7
Myokarditis 9, 11
– Diagnostik 11
– Histologie 11
– Therapie 11
Myokardschaden 22f 27, 42
Myosin-ATPase 35f
Myozyten 28
– Verlust 28
– Wachstum 31
Myozytolysen 11
Multiorganerkrankung 21

N

Nachlast 20, 33, 44
– Senkung 20
Nachlastsenker 81
Natrium-Kalium-Pumpe 46f
Natriumkonzentration im Plasma, prognostische Bedeutung 40
– im Serum, Anhebung 198
Natriumretention 13, 36, 39, 41
Natriumrückresorption 44
Natriumüberladung 13

Natriurese, Förderung 26
- Hemmung 31
Nekrose 28
Nervensystem, sympathisches 31
- - Aktivierung 23f, 36, 78, 110
- - - neurohumorale Ebene 33
- - Blockade 62
- - Dauerstimulation 34, 111f
- - Zusammenhang mit dem Renin-Angiotensin-System 39, 110
Neuroendokrine Aktivierung 24
Neutropenie bei ACE-Hemmer-Therapie 201
New-York-Heart-Klasse 67, 71
Nierendurchblutung 41
Nierenfunktion, Amlodipin-Wirkung 88
- Kontrolle bei ACE-Hemmer-Therapie 200
Niereninsuffizienz 85
- progrediente, bei ACE-Hemmer-Therapie 200f
Nitrate, Wirkungen 81
Noradrenalin 27, 39
- Freisetzung 110
- Konzentration im Plasma 24, 34
- - - Captopril-Wirkung 109
- - - Hydralazin-Wirkung 109
- - - prognostische Bedeutung 126
- toxische Wirkung 42
NYHA-Stadien der Herzinsuffizienz 2, 62, 65, 116, 119, 124
- Stadium III 54
- Stadium IV 54

P

Palpitationen 2
Pathophysiologisches Konzept 21f
Peptide, kardiale natriuretische 25f
- - Inaktivierung 26
- - Sekretion 25f
- - wandspannungsreduzierende Wirkung 26
Perfusionsdruck 36, 39
Pharmaka, negativ-ionotrope 13
- positiv-ionotrope 44, 46ff
- - Wirkungsmechanismen 46f
Phosphodiesterase 47
- Hemmung 48, 54
- Hemmstoffe 47, 60
Pigtailkatheter 12
Positiv-ionotrope Prozesse 24
- - Mechanismen 32
- - - Wirkverlust 32, 35f
PRAISE-Studie 87ff
Prazosin 102f
- hämodynamische Werte 106
- Therapieabbruch 108
- Toleranzentwicklung 103
- unerwünschte Wirkungen 107
- V-HEFT-I-Studie 102ff
Probenecid 203
PROMISE-Studie 54ff
PROVED-Studie 50
Proteine, myofibrilläre 25
- fetale 28
- - Akkumulation 28
Proteinsynthese 28
Pulmonalarterie 16
Pulmonalarteriendruck 17, 142
Pulmonalklappe 16
Pumpfunktion, gestörte 16, 18ff
Pumpversagen, linksventrikulär 159
- - bei Enalapriltherapie 190
- bei Enalapriltherapie nach Myokardinfarkt 169

R

RAAS s. Renin-Angiotensin-Aldosteron-System
RADIANCE-Studie 51
Ramipril 172f

RALES (Randomized Aldactone Evaluation Study) 45
Rechtsherzbelastung 196
Regulation, neurohumorale, ACE-Hemmer-Wirkung 109ff
– – Captopril-Wirkung 109ff
– – Hydralazin-Wirkung 109
Reinfarktrate, Captopril-Einfluß 162
– bei Enalapriltherapie 168
Remodeling, kardiales 22
– Beginn 28, 30
Renin 37ff
– Aktivität im Plasma 126
– – – prognostische Bedeutung 126
– Freisetzung 37, 110
Renin-Angiotensin-Aldosteron-System 31, 37ff
Renin-Angiotensin-System 110
– Blockade 110
– Dauerstimulation 112
– Hemmung 26
– Stimulation 44
– Zusammenhang mit dem sympathischen Nervensystem 39, 110

S

Saralasin 38
Sarkolemmdepolarisation 35
Sarkomere 25
Sauerstoffradikale, freie 29
– – Hemmung 29
SAVE-Studie 154ff
– Unterschied zur CONSENSUS-I-Studie 165, 171
Schlagarbeitsindex 49
Schlagvolumen 18ff, 48
Schlagvolumenindex nach Myokardinfarkt, Captopril-Einfluß 146, 151ff
– – – Furosemid-Einfluß 146

Schleifendiuretika, Interaktion mit ACE-Hemmern 203
Schwindel unter Hydralazin-Isosorbiddinitrat-Kombination 107
Sekretion kardialer, natriuretischer Peptide 25f
– Vasopressin 39, 41
Serumkaliumwert 45
– Kontrolle 45
SOLVD-Präventionsstudie 184ff
SOLVD-Studie 23, 27, 119ff
– Präventionsarm 119
– Therapiearm 119ff
Spironolacton 45
Stratified trail program 72
Streß, hämodynamischer und neurohumoraler 28
subendokardiale Ischämie 42
Swan-Ganz-Katheter 16ff
Sympathikotonus 30, 41, 58
– Hemmung 26

T

Therapie, medikamentöse 44ff
– Absetzen 13
– mit Digitalis und Diuretika 4
– Ziele 44
Thrombolyse, frühzeitige 137
TRACE-Studie 174f
Trandolapril 174f
Trikuspidalklappe 8, 16
Trinkverhalten 39
trophische Faktoren 31
Tropomyosin, Konformationsänderung 35f
Troponin C 35f
Tumornekrosefaktor 29, 42

U

Überlebenswahrscheinlichkeit bei Xamoterol-Therapie 60f

V

Valsartan 38
Valvuloplastie, Mitralklappe 8
Vaskulitiden 6
Vasodilatation 26, 80, 112, 132, 134
Vasodilatatoren 20f, 44, 81ff, 87, 134
- Langzeittherapie 82
- pathophysiologische Grundlage 20
- Wirkungen 81
Vasokonstriktion 31, 36, 41
Vasokonstriktor 39
Vasopressinsekretion 39, 41
Ventrikel, linker 17
- - Endsystole 12
- - Füllungsdruck 17f
- - Funktionsstörung 6
- - Kontraktion 12
- - Vergrößerung 6
- rechter 6, 16
- - Druck 17
Ventrikelfunktionskurve 31
Verapamiltyp 13
V-HEFT-I-Studie 102ff
V-HEFT-II-Studie 128ff
V-HEFT-III-Studie 133
Volumenindex, enddiastolischer nach Myokardinfarkt, Captopril-Einfluß 147, 152f
- - - Furosemid-Einfluß 147
- - nach Vorderwandinfarkt 149
- - - Captopril-Einfluß 149
- - - Digoxin-Einfluß 149
- endsystolischer, nach Myokardinfarkt, Captopril-Einfluß 147, 152
- - - Furosemid-Einfluß 147
- - nach Vorderwandinfarkt 149
- - - Captopril-Einfluß 149
- - - Digoxin-Einfluß 149
Vorderwandinfarkt, Dilatation, kardiale, Captopril-Wirkung 147ff
- - - Digoxin-Wirkung 147ff
- Überlebensrate bei Zofenoprilbehandlung 180
Vorhof, rechter 16
- Druck 17
Vorlast 18ff, 33
- Senkung 20
Vorlastsenker 81

W

Wandspannung 23ff, 30f, 33
Warfarin 202
Wasserretention 39, 41
WHO-Definition, Herzinsuffizienz 2

X

Xamoterol 58ff
- Todesrate, kardial bedingte 60
- Wirkungsmechanismus 47, 58

Z

Zellinfiltrate, interstitielle 11
Zellnekrosen 42
Zelltod, passiver s. Nekrose
Zelltod, programmierter s. Apoptose
Zirkumferenz, linksventrikuläre 139, 143
Zofenopril 180
Zytokine 29, 42

Notizen

Notizen

Notizen

1x täglich Fosinorm® 10 mg.
Bei Herzinsuffizienz und Hypertonie.

Fosinorm® 10 mg/ Fosinorm® 20 mg; Zusammensetzung: Eine Tablette Fosinorm® 10 mg/ Fosinorm® 20 mg enthält 10 mg bzw. 20 mg Fosinopril-Natrium. Sonstige Bestandteile: Lactose, Mikrokristalline Cellulose, Crosporidon, Povidon, Octadecylhydrogenfumarat, Na. **Anwendungsgebiete:** Essentielle Hypertonie, Herzinsuffizienz – zusätzlich zu Diuretika – und insbesondere bei schwerer Herzinsuffizienz auch zu Digitalis. **Gegenanzeigen:** Überempfindlichkeit gegen Fosinopril-Natrium, anamnestisch bekanntes angioneurotisches Ödem, oder sonstige Angioödeme (z.B. in Folge früherer ACE-Hemmer-Therapie), Nierenarterienstenose (beidseitig oder bei Einzelniere). Vor Anwendung von Fosinorm® 10 mg/ Fosinorm® 20 mg Ausschluß einer Nierenarterienstenose (beidseitig oder bei Einzelniere) sowie Funktionsprüfung. Zustand nach Nierentransplantation, hämodynamisch relevante Aorten- oder Mitralklappenstenose bzw. hypertropher Kardiomyopathie. Primärer Hyperaldosteronismus. Schwangerschaft, Stillzeit. Dialyse, insbesondere auch keine gleichzeitige Anwendung mit Poly-(acrylonitril, natrium-2-methylallyl-sulfonat)-high-flux-Membranen (z.B. „AN 69"), Gefahr anaphylaktoider Reaktionen; gleiches gilt für Patienten mit schwerer Hypercholesterinämie unter LDL - Apherese mit Dextransulfat und während einer Desensibilisierungstherapie gegen Insektengifte). Vorübergehend ACE-Hemmer wie Fosinorm durch andere Arzneimittel gg. Hypertonie bzw. Herzinsuffizienz ersetzen.Unbehandelte, dekompensierte Herzinsuffizienz. Kinder. Sorgfältige Nutzen-Risiko-Abwägung bei klinisch relevanten Elektrolytstörungen, gestörter Immunreaktion, Kollagenkrankheit (z.B. Lupus erythematodes, Sklerodermie), gleichzeitiger Gabe von Arzneimitteln, die die Abwehrreaktionen unterdrücken, Allopurinol, Procainamid oder Lithium. Klinisch relevante Proteinurie (> 1 g/Tag). Zu Therapiebeginn Überwachung von Blutdruck und repräsentativen Laborwerten bei Patienten mit Salz- und/oder Flüssigkeitsmangel, schwerem Bluthochdruck, Patienten > 65 Jahre und bei gleichzeitig vorhandener Herzinsuffizienz. **Nebenwirkungen:** Gelegentlich zu Therapiebeginn bei Salz- und/ oder Flüssigkeitsmangel, Hypertonie, schwerer Hypertonie, bei Erhöhung der Diuretika- und/oder der Fosinorm®10 mg/ Fosinorm® 20 mg-Dosis: Hypotonie, Orthostase mit Schwindel, Schwächegefühl, Sehstörungen, selten Synkope. Bei Herzinsuffizienz unter ACE-Hemmer massive Hypotonie mit Oligurie oder Azotämie möglich, dies kann selten zu akutem Nierenversagen und Tod führen. In Einzelfällen im Zusammenhang mit einem verstärkten Blutdruckabfall: Tachykardie, Palpitationen, Herzrhythmusstörungen, Angina pectoris, Myokardinfarkt, TIA, cerebraler Insult. Gelegentlich Nierenfunktionsstörungen, in Einzelfällen bis zum akuten Nierenversagen. Selten Proteinurie, teilweise mit gleichzeitiger Verschlechterung der Nierenfunktion. Gelegentlich trockener Reizhusten, Bronchitis, selten Atemnot, Sinusitis, Rhinitis, vereinzelt Bronchospasmus, Glossitis und Mundtrockenheit. In Einzelfällen angioneurotische Ödeme mit Beteiligung von Kehlkopf, Rachen und/oder Zunge. Gelegentlich Übelkeit, Oberbauchbeschwerden und Verdauungsstörungen, selten Erbrechen, Durchfall, Verstopfung und Appetitlosigkeit. Selten cholestatischer Ikterus, fortschreitend bis zu hepatischer Nekrose (manchmal mit letalem Ausgang). Bei Auftreten von Ikterus oder deutlichem Anstieg der Leberenzyme, ACE-Hemmer-Therapie absetzen und den Patienten ärztlich überwachen. Weiterhin in Einzelfällen Hepatitis, Pankreatitis und Ileus. Gelegentlich allergische Hautreaktionen wie Exanthem, selten Urtikaria, Pruritus sowie Hautreaktionen wie Erythema multiforme oder angioneurotisches Ödem mit Beteiligung von Lippen, Gesicht und/oder Extremitäten, in Einzelfällen mit Fieber, Myalgien, Arthralgien/ Arthritis, Vaskulitiden, Eosinophilie, Leukozytose und/oder erhöhten ANA-Titern. Vereinzelt psoriasisforme Hautveränderungen, Photosensibilität, Alopezie, Onycholyse und Verstärkung einer Raynaud-Symptomatik. Gelegentlich Kopfschmerzen, Müdigkeit, selten Benommenheit, Depressionen, Schlafstörungen, Impotenz, Parästhesien, Gleichgewichtsstörungen, Verwirrtheit, Ohrensausen, verschwommenes Sehen, Geschmacksveränderungen oder vorübergehender Geschmacksverlust. Gelegentlich Abfall von Hämoglobin, Hämatokrit, Leukozyten- oder Thrombozytenzahl. Selten – insbesondere bei eingeschränkter Nierenfunktion, Kollagenkrankheiten oder gleichzeitiger Therapie mit Allopurinol, Procainamid oder Medikamenten, die die Abwehrreaktion unterdrücken - Anämie, Thrombozytopenie, Neutropenie, Eosinophilie, in Einzelfällen Agranulozytose oder Panzytopenie. In Einzelfällen Hämolyse/hämolytische Anämie (auch im Zusammenhang mit G-6-PDH-Mangel). Selten, insbesondere bei Nierenfunktionsstörungen, Anstieg von Serum-Harnstoff, Harnsäure, Kreatinin und Kalium, sowie Abfall der Natriumkonzentration im Serum. Proteinurie. In Einzelfällen Erhöhung der Bilirubin- und Leberenzymkonzentrationen. Bei Patienten mit Diabetes mellitus Serum-Kalium-Anstieg. Hinweis: regelmäßige Kontrolle der o.g. Laborparameter. Insbesondere zu Behandlungsbeginn und bei Risikopatienten (Patienten mit Niereninsuffizienz, Kollagenerkrankungen), Behandlung mit Immunsuppressiva, Zytostatika, Allopurinol, Procainamid sind Kontrollen der Serum-Elektrolyt- und -Kreatinin-Konzentrationen sowie des Blutbildes kurzfristig angezeigt. Bei Auftreten von Fieber, Lymphknotenschwellungen und/oder Halsentzündung umgehende Untersuchung des weißen Blutbildes. Regelmäßige ärztliche Kontrollen. Die Fähigkeit zur aktiven Teilnahme am Straßenverkehr und zum Bedienen von Maschinen kann beeinträchtigt werden, insbesondere bei Behandlungsbeginn, Präparatewechsel sowie im Zusammenwirken mit Alkohol. **Wechselwirkungen:** Abschwächung der Wirkung durch Kochsalz und Analgetika, Antiphlogistika, Antacida. Wirkungsverstärkung durch andere Antihypertensiva, insbesondere Diuretika. Gefahr der Hyperkaliämie durch Kalium, kaliumsparende Diuretika, andere den Kaliumspiegel erhöhende Pharmaka (z.B. Heparin). Lithium: Erhöhung der Serum-Lithium-Konzentration. Verstärkte Wirkung von Alkohol. Narkotika, Anästhetika, Hypnotika: verstärkter Blutdruckabfall (Information des Narkosearztes). Allopurinol, Zytostatika, Immunsuppressiva, systemische Corticoide, Procainamid: Abnahme der Leukozytenzahl, Leukopenie. Orale Antidiabetika, Insulin: selten Verstärkung des blutzuckersenkenden Effektes bei Patienten mit Diabetes mellitus. Gefahr anaphylaktoider Reaktionen. **Dosierung:** Initialdosis 10 mg pro Tag entspricht zugleich bei der Mehrzahl der Patienten der Erhaltungsdosis. Erhöhung der Dosis auf 20 mg nach 3 Wochen möglich. Maximaldosis: 40 mg pro Tag. Einnahme unabhängig von den Mahlzeiten mögl. (vorzugsweise angegebenen Tagesmenge als Einmaldosis morgens mit etwas Flüssigkeit einnehmen). Bei Einnahme von Antacida: Verabreichung von Fosinorm® 10 mg/ Fosinorm® 20 mg 2 Stunden danach, da Resorption durch Antacida beeinträchtigt wird. Bei Patienten mit eingeschränkter Nieren- bzw. Leberfunktion ist wegen des dualen Ausscheidungsweges vom Fosinoprilat eine Dosisreduktion normalerweise nicht erforderlich. Weitere Informationen siehe Fachinformation. **Handelsformen und Preise:** Fosinorm® 10 mg: 20 Tabletten (N1): DM 32,65; 50 Tabletten (N2): DM 71,96; 100 Tabletten (N3): DM 130,85; Fosinorm® 20 mg: 20 Tabletten (N1): DM 39,69; 50 Tabletten (N2): DM 87,49; 100 Tabletten (N3): DM 159,10 **Stand:** Januar 1997, Bristol Arzneimittel GmbH, Squibb-von Heyden GmbH, von Heyden Pharma GmbH, 80636 München

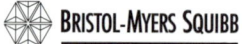

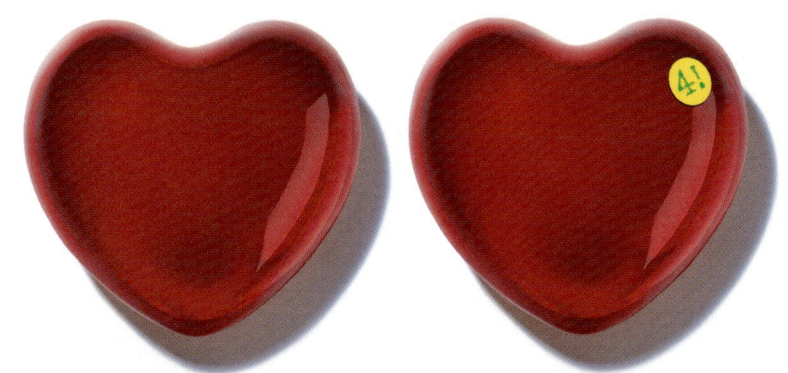

Herz-Insuffizienz schreit nach Fosinorm.®

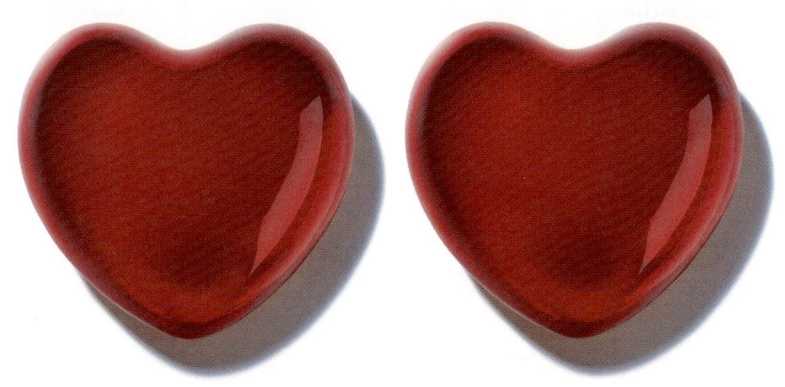

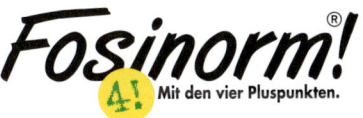

Fosinorm!® 4! Mit den vier Pluspunkten.